Understanding and Treating Borderline Personality Disorder

A Guide for Professionals and Families

Edited by

John G. Gunderson, M.D.

Perry D. Hoffman, Ph.D.

In Collaboration with

Penny Steiner-Grossman, Ed. D., M.P.H.

Patricia Woodward, M.A.T.

Translated from English

by

Naoki Hayashi, M.D.

And

Minako Sato

First Published in the United States by American Psychiatric Publishing Inc.

Washington D.C. and London UK

目次

第2章 境界性パーソナリティ障害に対する精神療法

序章

私はある専門職の女性と、彼女自身の心理療法のその後の進め方について話し合いをしていました。私は最近まで、彼女とセラピストを仕事としている彼女の前のご主人との同席面接を行っていたのです。そこでは彼らの離婚に関する未解決の問題が話し合いのテーマとされていました。

「幸いなことに、とても効果的な新しい治療方法があるんですよ。あなたにも役に立つと思います。」「あなたが抱えている問題に対応するために特別に編み出された治療です。」

「まあ、そうなんですか。でも私の問題って、どのような名前の病気なのでしょうか?」彼女はたずねました。

私は話が危ない領域へと入り込んでしまったことに気がついて、何とかしてそこから抜け出そうとしました。「病名は実際のところそれほど重要ではないんです。大切なのはこの問題に取り組むための良い方法がある、という事実だと思います。」

「でも、それは病気の診断名ではないのですか?」彼女はなおも食い下がりました。「私、いつも疑問に思ってきたんです。私にずっと起こり続けてきたこと、それは何か病名のつく問題ではないのとかと。」

私は率直に告げることにしました。「『境界性パーソナリティ障害』そう呼ばれています。」「でも、その治療には次のような…」しかし彼女は私の最初のことばに凍りついてしまいました。「え、そんな、『境界性』というのは…人をひどく怒らせるってこと、自分本位にあれこれ欲求がましいってこと、そうですよね。私、記憶があるんです。あるパーティで私の前の夫と彼の同僚がそのような患者について冗談をいっていました。この障害の患者がどれほどひどく、どれほど手がつけられないかと話していました。先生も私のことをそのように考えていらっしゃるのですね。もしそうなら、私はそのせいでこれまでいつも治療の成果が上がらなかった、ということなんですね。」彼女は手荷物を取りまとめると、診察室から出ていく用意をしました。私には、何といったら彼女がここにとどまり、この有益な情報に耳を貸す気持ちになれるのか、わかりませんでした。この診断を標的にして治療を進めればうまくいくことが多いのですが、それを無視すると治療はほとんど役に立たないのです。しかし彼女はこの診断名を、専門家である彼女の前夫の視点からみていました。そのためさっさと立ち去ってしまったのです。

あとから考えてみると、私はあの場面が境界性パーソナリティ障害（BPD）の治療に対する2つの見方、もしくは2つの時代の違いを映し出していることに気づきました。第1はこの女性の前夫のような人もいることからわかるように１９４０年代からごく最近までの、ＢＰＤということばがある種の恐怖を呼び起こしていた時代です。特別な気質に恵まれ、我慢強く、才能豊かな治療者でないと、この障害の治療に取り組んでいけないと信じている人が多いのです。私の研修医時代（１９６１～１９６４）、私の指導医の１人はＢＰＤの治療を「仰天して跳びあがったファウヌ（訳注：ヤギの角と脚をもった半人半獣の森や牧畜の神）を治療しようとするようなものだ」といっていました。私たち治療者のなかには、何カ月、何年もかけてこのような難しい人びとの信頼を得、親密な関係を築けるよう努力していくなど、負担が大きすぎるといって治療を引き受けようとしない人もいました。私たちはＢＰＤだなんて聞いてなかったぞ、何の警告もなしに患者を紹介されてとんだ奇襲攻撃に遭ったよ、といった内輪話をしたものでした。このような患者は一時期に１人だけ、それ以上は自分の仕事として引き受けないほうがいい、と互いに忠告しあったのです。「あんな患者を引き受けてしまったら、それだけで手一杯になって、指導医に相談する時間がつぶされてしまう。同僚だって、そんな患者の話は我慢して聞こうなんて思ってないさ。睡眠時間は削られる。有能な治療者としての自己評価なんて、吹っ飛んでしまうよ。」

当時は精神分析的治療しかない時代でした。しかも実際のところ、この治療は極めて困難で骨の折れるものだということ以外、ほとんど何も教えられていなかったのです。それが困難で骨の折れるものとなった１つの理由は、それを私たちが神経症的な不安が前景にでている患者の精神療法と似たようなものだと考えたからだと思います。「境界性転移（borderline transference）」についての考え方をつけ加えればそれまでの精神分析的理論が通用すると考えていたので、治療者と患者双方にとって問題を難しいものにしていました。まさか私たち治療者自身がそう考えていたことが問題の一端であるとは思ってもみませんでした。これはＢＰＤ患者が治療者に対して過大な要求をし、そのために、常にひどい失望を味わうことになる、という犠牲者がますます苦しめられるような事態です。このようなディレンマは最近ではどのように理解され、それに対してどのような解決策が講じられているのかは本書の第2章「境界性パーソナリティ障害に対する精神療法」でドナ・Ｓ・ベンダー（Donne S. Bender, Ph.D.）、ジョン・Ｍ・オールダム（John M.Oldham, M.D.）が明快に解説しています。

本書に示されている状況の変化は１９９０年代、研究と治療における新たな潮流の訪れと共に始まりました。新しい時代においては、次のような重要な変化が生じています：

1．疫学的研究（第1章「境界性パーソナリティ障害の診断：概念、診断基準、そして討論」アンドリュー・Ｅ・スコドール（Andrew E.Skodol, M.D.）による総説、および第5章「境界性パーソナリティ障害の長期経過」におけるメアリー・Ｃ・ザナリーニ（Mary C.Zanarini, Ed.D.）による総説）において明らかになったことは、ＢＰＤが経過のなかで改善する可能性があるということです。なかでも大きな影響を与えた研究は、ストーン[4]（Stone）によるニューヨーク州精神医学研究所で入院治療プログラムを終えた多数の患者を長期にわたって経過を観察した研究です。ストーンは、これらの患者で長期間治療を受けていないことが稀でなく、それが患者もしくは治療者のどちらにとっても不名誉でも、失敗でもない、ということを明らかにしました。何人もの治療者の間を渡り歩いている多くの患者にも病状の回復が見られていたからです。惨めな生活を送っていても、仕事の世界で自己評価を保つことを学び、それを人生の支えにしている患者もいました。

2. 薬理学的研究（第4章「境界性パーソナリティ障害における薬物療法」ポール・H・ソロフ（Paul H.Soloff, M.D.）を参照）において明らかになったのは、BPD患者のなかには薬物療法が有効な人がいるということです。このような知見は、薬物療法の普及という直接的な影響だけでなく、BPDにみられる状態を「性格」的な欠陥としてではなく、神経系の脆弱さとして正しく認識するうえでも有益でした。それ以前の文献で「境界性患者」が「性格」的な障害とみなされていたために、一般の人びとは、この障害によりいっそう強い反発を感じていたのです。

3. ジュディス・ハーマン（Judith Herman）著『心的外傷とその回復』[2]によって新しい理解がもたらされたことにより、BPDは外傷体験に関連する戦闘疲労や解離性同一性障害といったさまざまな病気の文脈からとらえられるようになりました。これは非常に読みやすく人気のある本です。世界貿易センターの大惨事の一般メディアによる報道によって、心的外傷やその治療に対して社会的関心が高まり、それまでとは異なる同情的な雰囲気が生まれたのです。

4．弁証法的行動療法（DBT）[3]といった新しい治療法では、認知行動的側面に着目してこの障害を客観的に記述することが可能であり、治療者と患者とが協力してこの問題と取り組むことができることが強調されています。対人関係の失敗のきっかけや結末を、同じような体験をした人びとが集まって話しあうことで、恐れ、憤り、失望といった感情が客観的視点からとらえられ、それらを学ぶことができるものにできるのです。リネハンは自分の方法を普及させるために努力を重ねました。彼女の計画は見事成功し、専門家たちに多大な影響を与えました。専門家たちは、聖人であったり天才的な才能をもっていなくてもDBTを学ぶことができると考え始めました。

本書では、これまで十分に取り上げられていなかった要素、すなわち患者とその家族の視点を強調することによってこの新しい時代の治療の流れをさらに推し進めていきたいと考えます。このような新たな視点は、第6章「境界性パーソナリティ障害とともに生きる：2人の当事者の体験記」、第7章「境界性パーソナリティ障害に対する家族の視点」ディキシアンヌ・ペニー（Dixianne Penney, Dr.P.H.）とパトリシア・ウッドワード（Patricia Woodward M.A.T）、第8章「家族の外傷体験から家族のサポート体制へ」ハリエット・P・レフリー（Harriet P. Lefley, Ph.D.）、第9章

「治療への家族の関与」アラン・E・フルゼッティ（Alan E.Fruzzetti, Ph.D.）とジェニファー・L・ボーランガー（Jennifer L.Boulanger, B.A.）といった章の表題をご覧いただくとおわかりになるでしょう。

これまで治療者には、患者と家族の両方がこの病気の犠牲者であるという発想がありませんでした。そのため治療者と患者との間に、個別的な「中立的な」関係が築かれてきたのです。それは精神分析モデルに囚われて、治療から患者の家族を排除するものでした。

家族がこれまで治療に参加できなかったことには、多くの理由があります。レフリー医師は、家族があいまいで難しい立場に置かれてきた、幾つもの理由を検討しています。治療者は「家族と患者のどちらを責めるかという危険の狭間で、両者の折りあわせを図る」という立場には立たされたくない、と思ってきました。これまで治療者には、患者と家族の両方がこの病気の犠牲者であるという発想がありませんでした。そのため治療者と患者との間に、個別的な「中立的な」関係が築かれてきたのです。それは精神分析モデルに囚われて、治療から患者の家族を排除するものでした。その反対に、患者の方は、家族のメンバーのために組織された家族のグループ療法や話し合いの場を避ける傾向がありました。[1] 本書では、誰の責任かを問うような見方を避けて、新たに両者の共通の基盤を追求しながら、病気とその治療とを理解していきたいと思います。

これまでにいくつかの章について言及してきましたが、他に第3章「境界性パーソナリティ障害における自殺関連行動と自傷行為：自己統制モデル」バーバラ・スタンレー（Barbara Stanley, Ph.D.）とベス・S・ブロドスキー（Beth S.Brodsky, Ph.D.）もじっくりお読み下さい。この章では、BPDの最もやっかいな性質である自傷行為が生じる際の主観的体験、神経生理学、臨床的特性が記述されています。この第3章を読むことによって、この独特な体験について、患者、家族、治療者が一緒に語りあう道が開けてくるだろうと思います。

BPDのつらさと苦しみに、今ようやく共通の理解という光が当てられ始めたのです。本書は、この新たな分野で実践的で有用な書物となると思います。このような理解に伴い、BPDはその他の情緒的障害と同様に、もはや絶望的な宣告ではなく、克服すべき壁、もしくはそれを抱えながらも生きていくことのできる障害とみなされるようになっています。

C・クリスチャン・ビールス（C. Christian Beels, M.D., M.S.）

まえがき

境界性パーソナリティ障害（ＢＰＤ）は破壊的な行動に到ることが稀ではありません。そう診断された人だけではなく、彼らのことを心配する人びとにも強い影響を及ぼす病気です。この障害によってしばしば生じる混乱と孤立を和らげていくために、情報と知識を提供していくこと、それが本書の目的です。

10年余り前から、私たちはそれまでの精神衛生活動においてBPDの家族の立場への理解が不足していることを問題だと考え始めました。精神衛生の専門家と家族とは同じ問題に悩まされていたのですが、よりひどく痛めつけられていたのは家族でした。

本書の制作を始める直接のきっかけとなったのは、毎年１回行われる境界性パーソナリティ障害の理解を進める連合会（National Education Alliance for Borderline Personality Disorder：ＮＥＡ‐ＢＰＤ）の年次会でした。それは「研究の知見を生活に活かす―境界性パーソナリティ障害に対する家族の見方」というテーマで，２００２年10月ニューヨークで開催されたものでした。本書の各章の執筆者のほとんど（家族のメンバー，患者，専門家）は，この会合でそれぞれの経験を発表していました。４００人以上の出席者のなかには，この障害に苦しめられてきた家族メンバーがいましたし，驚くほど多数の精神衛生の専門家もこの障害についてもっと多くのことを学びたいと感じていました。そしてこの会合に出席できなかった多くの人たちから私たちの元に，発表の内容を教えてほしいという依頼があったのです。本書の各章を執筆された著者の皆様には発表や執筆のためにお時間を割いて下さったことを深く感謝しています。それぞれの章はＢＰＤについての幅広い最新の知見を描き出しています。それを読者の方々が学ぶことによって本書の目的は達成されるでしょう。

今回，本書の編集にたずさわった私たちふたりは別々に，このＮＥＡ‐ＢＰＤの第１回集会の10年ほど前から，それまでの精神衛生活動においてＢＰＤの家族の立場への理解が不足していることを問題だと考え始めました。従来から治療者を悩ませてきたのと同じ問題にＢＰＤ患者を抱える家族も苦しんでいることに私たちは気づいていました。それは次のような問題です。患者は私たち周りの者に対し怒り非難するが，実際そのどれほどが私たちのせいなのだろうか？　患者の要求に応じたとしたら、私たちは共謀者ということになってしまうのではないか？　患者の要求を断ったら、それは残酷な仕打ちだろうか？　彼らを援助する者として私たちはどうしてこんなに力不足なのだろう？　どうしたらもっと彼らの力になってあげることができるだろう？　家族はこのような悩みを抱えて、どうすることもできなくなり、一貫した行動ができなくなります。このようなことが精神衛生の専門家に起こると「逆転移」と呼ばれる問題になります。それが家族に起こった場合は、いっそうひどく、家族のやる気が殺がれてしまうのです。私たちはこの問題に気づき、家族を助けるためのプログラムを作成して、そのための資金援助を米国国立精神衛生研究所（National Institute of Mental Health：ＮＩＭＨ）から受けることになりました。私たちがそれぞれ行った治療にはいくつか相異点もありましたが、どちらのプログラムでも、参加した家族は互いに助けあい、この障害についての知識を得たことで勇気づけられて、治療チームと確かな協力関係を築くことができたのです。その後これらの「プログラム経験者」が中心メンバーとなってボストンのマクリーン病院を活動の場とする組織やニューヨークのウェストチェスター郡の組織といった地方の家族支援運動団体が設立されています。

ニューイングランドパーソナリティ障害協会（New England Personality Disorder Association：ＮＥＰＤＡ）は１９９６年に設立されました。この協会が中心となり、２００１年8月、全国的基盤をもつＮＥＡ‐ＢＰＤが創立されることになりました。ＮＥＡ‐ＢＰＤの創立者たちによる最初の声明の1つは次のようなものです。「私たちは社会に広がっているBPDをめぐる根拠のない神話をいくらかでも取り払い、この障害を病む人びとに希望をもたらしたいと思います。」この声明はNEA-BPDの活動の目的として「一般の人びとの境界性パーソナリティ障害についての理解を向上させること、教育を行うこと、研究を促進すること、そしてこの深刻な精神障害を病む人びとの生活の質を高めていくこと」と宣言されました。このNEA-BPDが掲げる目標に基づいて、「年1回の集会を開催し、家族に教育プログラムを提供すること、ワークショップの開催を援助し、家族研究を行うとともに家族のための地域サポートセンターを設立すること、教育的な出版物やビデオを製作すること」といった活動が展開されています。

現在、BPDについての研究はより広い範囲にわたり進められており、新しい治療方法が開発されています。さらに若い研究者たちを援助するためにNEA-BPD、統合失調症・うつ病研究支援連盟（National Alliance for Research on Schizophrenia and Depression：NARSAD)、境界性パーソナリティ障害研究基金（Borderline Personality Disorder Research Found-ation：BPDRF）は、共同で若手研究者表彰制度を運営しています。この表彰と奨学金の贈呈は年1回、NEA-BPDの会合で行われます。米国国立精神衛生研究所の研究（R13 MH068456-01）による評価に基づいて実施されるこの表彰制度は、BPDに関する研究成果を一般の人びとにも広めようとするNEA-BPDの決意の象徴といえるでしょう。

この先まだまだ長い道のりが待ち受けています。ＢＰＤの研究はうつ病や統合失調症など他の重篤な精神障害と比べ20年から30年遅れています。ＢＰＤという診断を受けても，患者自身と同様，家族や友人たちにもこの障害についての知識が限られている，もしくは欠けているのです。本書においては専門的な知識と患者や家族の経験をバランスよく提示することで，私たちは現在強く求められている情報を提供し，患者と家族を勇気づけたいと願っています。私たちが特に関心を寄せているのは，自ら知識を深めつつある家族と患者たち自身ですけれども，精神衛生の専門家にとっても，本書で述べられていることは有益な情報となるだろうと自負しています。私たちの願いは本書によって読者がＢＰＤについて多くのことを学んでいただくことです。ここで提供する知識によって，ＢＰＤが治療可能性の高い障害であり，たとえこの障害を抱えていても豊かで価値のある人生を送ることが可能であることをおわかりいただけると思います。

本書をまとめていくうえで最も苦労したのは，できるだけ幅広い読者にとって読みやすく，意義深いものにするということでした。その目的のために私たちは，精神衛生の非専門家である２人の経験豊かな教育者である執筆者に助力を求めました。ペニー・スタイナー・グロスマン（Penny Steinner-Grossman, Ed.D., M.P.H.）は専門家が必要とする情報の質と正確さを損なうことなく，かつ一般の方々にも理解しやすい記述を実現してくれました。一方，本書の計画段階から関わってきたパトリシア・ウッドワードは著者たちとの間で原稿を何度も往復させ，締め切りに間に合うように配慮しながらたゆみなく推敲を進め、かつアメリカ精神医学会のガイドラインを満たす内容となるように取り計らってくれました。これらの方々の舞台裏の努力に私たちは感謝の気持ちを表したいと思います。彼らの技術力のおかげで本書は実現できたのです。また、素晴らしい貢献をしてくださったエミリー・ネディッチ（Emily Neiditch）にも感謝しなくてはなりません。この本書が仕上がったのは彼女の編集技能のおかげです。

なお、本書の出版によって得られた印税はすべてＮＥＡ‐ＢＰＤの目標の達成とＢＰＤに苦しめられている患者と家族の人生を向上させる活動に役立てられます。

ジョン・Ｇ・ガンダーソン（John G.Gunderson, M.D.）

ペリー・Ｄ・ホフマン（Perry D.Hoffman, Ph.D.）

一般の読者の方々へ

本書は専門家とそれ以外の一般の読者の方々の両方に境界性パーソナリティ障害について有益な情報を提供するために編まれています。心理学や精神医学についての予備知識がない人びとが利用しやすいように、各章における比較的専門的な用語は太字で記しました。またそれぞれの章の終わりには「家族が知っておくべきこと」というセクションを設けました。そのなかでこれらの用語について定義し、説明を施しています。そこではその章のキーワードの要約も行われます。そうすることにより各章の著者が述べている重要な点を明確にし、補強することができるでしょう。本書を少しでも多く活用していただくことで、皆さんが境界性パーソナリティ障害についてより多くを学び、理解していただければと願っています。

第1部

診断、治療、予後

第1章　境界性パーソナリティ障害の診断

――概念、診断基準、そして討論――

アンドリュー・E・スコドール（Andrew E. Skodol, M.D.）

境界性パーソナリティ障害（BPD）は複雑で深刻な精神障害です。この障害は一般人口の1～2パーセントに認められると推定されています。[37] 治療を受けているパーソナリティ障害のなかでは最も一般的にみられるものです。また精神病の全外来患者の10パーセントと入院患者の15～20パーセントがBPDであると推定されています。[38] BPDの特徴としては、深刻な機能障害、[28] 集中的な精神病治療の必要性、[4] ほぼ10パーセントに達する自殺による死亡率[39]（この比率は一般人口の50倍にあたる）が挙げられます。このように問題は重大ではありますが、BPDのための効果的な治療法は存在します。その予後も、1、2年の短期経過においてですが、予想よりも良好であることが明ら

かになっています。[10、28]

一般の人びとと精神衛生の専門家のどちらの立場からみても、ＢＰＤの概念には問題が残されており、あまり理解されていないものだといえます。そこで本章ではまず、境界性パーソナリティという概念が歴史的にどのように形成されてきたのかを説明します。そして『精神疾患の分類と診断の手引き』（Diagnostic and Statistical Manual of Mental Disorders, 4th Edition, Text Revision：ＤＳＭ－Ⅳ－ＴＲ）[3]の評価システムの第Ⅱ軸パーソナリティ障害において、現在この障害がどのように位置づけられているのかを明らかにしたいと思います。またＢＰＤの現在の診断基準および、それ以外の「境界性患者」の一般的な特徴とみなされている症状について検討していきます。最後に、境界性パーソナリティ障害の診断に関して今日に至っても依然として議論されているいくつかの問題をお示しします。

ＢＰＤの診断名を告げられると、それによって生じる機能障害、入院治療や集中的外来治療の必要性、自己破壊的行動、自殺の可能性が連想されるため、患者や家族はしばしばショックを受けます。

「境界性」の概念

境界性という概念が生まれたのは60年以上も前です。境界性患者については最初にスターン(Stern)[34]が、そしてその後ナイト(Knight)[16]が記述しています。カーンバーグ(Kernberg)[14]は、これらの患者の精神内界の特徴を「境界性パーソナリティ構造」と呼んでいます。このパーソナリティ構造は神経症性障害よりも障害が重く、精神病性障害よりも軽症であり、中間的レベルにあるといえます。そもそもこの障害が「境界性」と呼ばれることになったのは、神経症障害と精神病障害の間に位置するという考え方のためです。境界性パーソナリティ構造は不安定な自己感覚（同一性拡散）、原始的で未熟な防衛機制（「すべて良い」か「すべて悪い」の極端な認知、否認、投影、行動化など）、現実と想像が一時的に区別できなくなること（現実検討力の障害）が特徴とされています。とはいえ、カーンバーグの境界性パーソナリティの概念には、ＢＰＤだけでなく他の自己愛性パーソナリティ障害、反社会性パーソナリティ障害、統合失調型パーソナリティ障害といった、ＤＳＭ-Ⅳ-ＴＲに定義されている重篤なパーソナリティ障害が多く含まれており、このことが用語をめぐる混乱を引き起こす一因となってきたのです。

ＤＳＭにおけるＢＰＤの定義は、ガンダーソン(Gunderson)とシンガー(Singer)[9]の研究から生まれました。彼らは文献的検討から、この障害における特徴として不愉快な気分と感情、衝動的行動、不安定な対人関係、精神病様の思考、社会不適応を見出しました。その後、これらの記述は、いくつかの研究を通して洗練されることによって、BPDの患者を診断し、他の精神障害から患者を区別するために使われるようになりました。[6、31] DSM-Ⅲ[1]では、最終的に8つの診断基準の記述が選ばれました。

BPDの診断基準

1980年のDSM-Ⅲから2002年のDSM-Ⅳ-TRまでの間に、BPDの診断を下すための基準について、300以上の研究が行われました。それらの研究のなかには、感情障害や自己愛性パーソナリティ障害など、他の病状からBPDを区別できるようにするために行われたものもあります。DSM-Ⅳ-TRにおけるBPDの診断基準は表1―1に挙げてあります。

BPDの主要な特徴は、対人関係、自己イメージ、感情(気分と情緒)における広範な不安定性、そして著しい衝動性に認められます。すべてのパーソナリティ障害と同様に、これらの問題はたいてい青春期後期または成人期早期に始まり、さまざまな状況や生活背景のなかで現れます。

ＢＰＤの特徴は、対人関係、自己イメージ、感情（気分と情緒）における広範な不安定性、そして著しい衝動性に認められます。

基準1は、ＢＰＤの人が自分にとって大切な人から現実に、または想像のなかで見捨てられることを避けようとしてなりふりかまわない努力をするということです。重要な他者からの別離が差し迫っていると感じると、ＢＰＤの人の気分、自己感覚、思考様式、および行動は不安定になります。ＢＰＤの人は、現実的な事情による別れでさえ、拒否されていると感じ、それは自分が「悪い」ということを意味している、と誤解してしまうことがよくあります。

基準2は、不安定な激しい対人関係の様式です。ＢＰＤの人は、少し知り合っただけでも、その後の援助や愛情を期待して相手に深く関わろうとすることや、相手の価値や能力を理想化することがしばしばあります。ところが、相手から失望させられると、たちまち態度を変え、愛情や援助が不十分だといってその相手をこき下ろしにかかります。相手から拒絶された、もしくは見捨てられたと感じると、このように劇的に態度が一変することがよくあります。

基準3は、同一性の障害について述べています。ＢＰＤの人は自己イメージが劇的に変化することがあります。ここでは、目標、価値、願望、友人、性別同一性が変化することが特徴です。ＢＰ

表 1-1

境界性パーソナリティ障害の DSM- IV-TR 診断基準

対人関係，自己イメージ，感情の不安定性および広い範囲の特性で，成人期早期までに始まり，種々の状況で明らかになる。以下のうち5つ（またはそれ以上）によって示される。

(1) 現実に，または想像のなかで見捨てられることを避けようとするなりふりかまわない努力（注：基準5で取り上げられる自殺関連行動または自傷行為は含めないこと）

(2) 理想化とこき下ろしの両極端を揺れ動くことによって特徴づけられる，不安定で激しい対人関係様式

(3) 同一性障害：著明で持続的な不安定な自己イメージまたは自己感覚

(4) 自己を傷つける可能性のある衝動性で，少なくとも2つの領域にわたるもの（例：浪費，性行為，物質乱用，無謀な運転，むちゃ食い）（注：基準5で取り上げられる自殺行為または自傷行為は含めないこと）

(5) 自殺関連行動，自殺のそぶり，脅し，または自傷行為の繰り返し

(6) 顕著な気分反応性による感情不安定（例：通常は2～3時間持続し，2～3日以上持続することはまれである，エピソード的に起こる強い不快気分，いらだたしさ，または不安）

(7) 慢性的な空虚感

(8) 不適切で激しい怒り，または怒りの制御が困難であること（例：しばしばかんしゃくを起こす，いつも怒っている，取っ組み合いの喧嘩を繰り返す）

(9) 一過性のストレスに関連した妄想的観念または重篤な解離症状

（出典）米国精神医学会：『DSM - Ⅳ - TR 精神疾患の分類と診断の手引き』，DC，米国精神医学会，2000年。Copyright，2000，米国精神医学会。許可を得て使用。

Dの患者はしばしば自分を悪い、もしくは邪悪であると感じたり、自分がまったく存在していないと感じたりすることがあります。このようなことは特に、他者から十分に大切にされていない、満足に支持されていないと感じる状況で生じます。

基準４では、自己を傷つける衝動性が記述されています。ＢＰＤの人は、物質乱用、危険な性行為、むちゃ食い、ギャンブル、浪費、もしくは無謀な運転をすることが頻繁にあります。また、ＢＰＤ患者は、衝動的に自殺の脅しやそぶりをしたり、かみそりの刃で自分の身体を切ったり、タバコを押し付けたりして、自分の身体を傷つけることがあります。これらの行動は別れや拒絶、自分に対して普段よりも大きな責任を課されたと感じたことが引き金となります。このような行動については基準５で示されています。

ＢＰＤの人にはさまざまな気分や感情が著しく動揺することが観察されます。彼らは、対人関係のストレスへの反応として抑うつ気分、怒りっぽさ、不安、怒り、パニック、絶望を経験することがありますが、それらは多くの場合２～３時間しか持続しません。このような感情不安定については基準６で述べられています。基準７はＢＰＤ患者にしばしばみられる慢性的な空虚感と退屈感を記述しています。基準８は激しく不適切な怒りです。ＢＰＤの人は、他人が自分のことを無視している、心配してくれない、見捨てようとしていると感じると、そのような相手に向かって怒りを感じ、それをあらわにすることがしばしばあります。極端なストレスにさらされると、ＢＰＤの人は一時的に妄想的になって猜疑心を強めたり、解離状態に陥って自分自身の思考や身体から分離したように感じたりします。ここでもきっかけは、見捨てられると感じられることが一般的です。このような反応については基準９に述べられています。

これらの９つの診断基準のうちどの基準であれ５つ以上を満たしていればＢＰＤの診断を下すことができるのですが、そうであればＢＰＤの人を特徴づける症状の組み合わせが多数ある（正確には１２６通り）ことはすぐにおわかりいただけるでしょう。このような異種性（訳注：ＢＰＤにさまざまなものがありえること）を考えたとき、すべてのＢＰＤ患者に共通して見られる精神病理の基底にあるものが何かということに疑問が呈されることになります。最も一般的な考え方は、この障害の核心が対人関係の障害、感情もしくは情緒的な統制不全、行動の制御不全もしくは衝動性という３つの基本的障害から成っているというものです。[26] これらの基本的障害を生じさせている遺伝的、神経生物学的、環境的要因の発見を目指して現在研究が続けられています。[29, 30]

診断基準に示されているわけではありませんが、その他にもいくつか、専門家がＢＰＤの特徴だと考えている性格特徴があります。たとえば、自分が他人からいったい何を期待されているのかがわからない状況において退行する傾向（すなわち、子どもじみた行動や期待を示す傾向）です。カーンバーグが境界性パーソナリティ構造の概念で取り上げている原始的な防衛についても、ＤＳＭ-Ⅳ-ＴＲでは、対人関係の問題、衝動性、ストレスに関連した妄想的観念と解離症状という診断基準の記述によって間接的に述べられているだけです。ＢＰＤ患者は愛着関係を極めて不安定なものと感じており、そのために現実の人間だけでなく、人間を連想させる対象、たとえばぬいぐるみの動物など（いわゆる移行対象）に対してもしがみつきを示します。将来のＤＳＭの新しい版においては、このような境界性パーソナリティ障害の特徴的性質を記述するための追加的基準、または代わりとなる基準が織り込まれることになるかもしれません。

ＢＰＤが不安障害や感情障害などの他の障害と合併して生じると、しばしば治療は複雑になり、治療成果もはかばかしくなくなります。

境界性パーソナリティ障害は、他のパーソナリティ障害も含めて、その他の精神障害と同時に存在することがあります。ＢＰＤが不安障害や感情障害などの他の障害と合併して生じると、しばしば治療は複雑になり、治療成果もはかばかしくなくなります。さらに、ＢＰＤは他のパーソナリティ障害と幾つかの特徴を共有することがありますが、これらの障害とＢＰＤを区別することは可能です。たとえば、演技性パーソナリティ障害の患者は人の注意を引いて、自分の都合の良いように巧みに人を操ろうとします。感情の激しい変化がみられることもありますが、ＢＰＤ患者に見られるような激しい怒りや、空虚感を抱くことはなく、破壊的衝動性をあらわにすることもありません。統合失調型パーソナリティ障害の人はしばしば妄想的になり、認知の歪曲が見られますが、このような症状は、BPD患者にみられるものよりも持続的です。妄想性パーソナリティ障害または自己愛性パーソナリティ障害の人びとは、侮辱されたと感じると激しい怒りで反応することがありますが、彼らは、BPDの人のような自己破壊的衝動性や、見捨てられることへの恐怖を示すことがありません。反社会性パーソナリティ障害の患者は巧みに他者を操りますが、それはBPDの人の場合の面倒をみてもらいたいという欲求のためというよりも、むしろ物質的な利益のためであることが通例です。依存性パーソナリティ障害の人は身近な他者からの別離を恐れますが、BPDの人のように激しい怒りや空虚感、操作的な自殺のそぶりといった反応を見せることはありません。

「境界性」診断をめぐる議論

この節では、「境界性」診断について論争が続いている(1)他の精神障害との関係、(2)診断の信頼性、(3)性別による分布、(4)病因、(5)予後、の5つの問題点について議論します。

何についての境界なのか?

元々境界性ということばはパーソナリティ構造のレベルが精神病性障害と神経症性障害の中間、

もしくはその境界上に位置するという精神分析の考え方から生まれました。今やＢＰＤは精神医学と心理学の主流のテーマとなり、もはや精神分析的概念だけにとどまるものではなくなりましたが、境界性という語は依然として使われています。ＢＰＤの研究では、この境界線に沿って存在する他の精神障害の追求が続けられてきています。

初期の学説において、境界例は「境界性統合失調症」の患者を意味していました。デンマークにおける統合失調症養子研究[15]では、統合失調症の親と遺伝的関係がある人びとのなかに、精神病にまで到らない統合失調症の１つの形であると考えられる一群の患者が見出されました。これらの患者の示す特質は、ＢＰＤの診断基準を作成しようとしていたスピッァー（Spitzer）[31]らの実証的研究のなかの項目に含まれることになりました。その結果、人との結びつきが希薄で、思考、外見、行動が奇妙であるという性質は、ＢＰＤでなく統合失調型パーソナリティ障害の特徴とされたのです。その一方で、ＢＰＤ自体は、精神分析の研究から発展した「境界性」の概念とますます強く結びつけられるようになりました。

その後の研究では、ＢＰＤが非定型の感情障害ではないかとする議論が起こりました。ＢＰＤの人を特徴づけるのは、そのめまぐるしく変化する気分であるために、この論争の後半では、ＢＰＤが治療抵抗性の急速交替型（rapid cycler）の非定型双極性障害Ⅱ型（軽躁病、すなわち低レベルの躁病とうつ病とが出現するタイプの躁うつ病）であると提唱されるようになりました。このような報告が発端となり、現在に至るまでＢＰＤに対して気分調整薬が頻繁に処方されており、症例によってはそれが有効なことがあります。しかし、多数の研究が行われましたが、いかなるタイプの感情障害ともＢＰＤが同等のものであるということを実証することはできませんでした。[7] 確かに気分の障害や診断可能な感情障害がＢＰＤに合併してみられることはありますが、感情障害だけでは、ＢＰＤ患者に認められる見捨てられることへの恐怖、特殊なタイプの対人関係、衝動性を説明することはできないのです。

最近では、ＢＰＤの病因的要因としての幼少期の虐待や、外傷後ストレス障害（ＰＴＳＤ）の合併診断の頻度の高さに関心が寄せられるようになり、ＢＰＤがＰＴＳＤの一変種であるかどうかを確認する研究が行われるようになりました。ここでも、ＰＴＳＤとＢＰＤにある種の共通性のあることが明らかになりましたが、ＢＰＤの精神病理と機能障害は、やはりＰＴＳＤの変種として理解することは不可能であると考えられます。[8、42]

境界性という用語は、「品行のよくない」患者、もしくは治療が困難な患者を表現する際に軽蔑的に用いられることがあります。それは彼らの行動が極端であること、治療者がしばしば患者の対人関係の問題に巻き込まれてしまうことが原因です。

ＢＰＤにとっての他の精神障害との境界に位置づけられる精神障害をさがす試みは、新しい名称を定める試みでもあります。ＢＰＤが他のどのような主要な精神障害の一変種やそれに関連するものでもなく、それ自体が独立の重要な精神障害であるとしたら、「境界性」という概念はもはや有効性を失っており、もっと記述的に正確で、より有効と思われる用語に置き換えられなければなりません。「境界性」という用語は、「品行のよくない」患者、もしくは治療が困難な患者を表現する際に軽蔑的に用いられることがあります。それは彼らの行動が極端であること、治療者がしばしば患者との対人関係の問題に巻き込まれてしまうことが原因です。ではその代わりとして、どのような用語があげられているのでしょうか。最もよく提唱されるのが感情統制不全障害（emotional dysregulation disorder）と感情統制障害（emotional regulation disorder）です。これらの名称を提唱しているのは、感情の不安定性がＢＰＤの中心的な障害であると考える人たちです。またこの障害に少なくとも2つ、つまり感情的不安定性と衝動コントロールの障害の両方が存在すると考えている人たちは、感情／衝動統制（不全）障害（emotional / impulse（dys）regulation disorder）という名称を提案しています。このように障害の基本的な部分が把握されていないために、名称をめぐる議論を解決するための明確な科学的基盤が存在していないのです。ＢＰＤの診断は現在に到るまで広く臨床的に用いられており、パーソナリティ障害の患者を扱っている臨床家はこの診断を臨床的に有用な構成概念としてみなしています。おそらくＢＰＤという名称はこれからもすぐには変わることなく使われ続けることでしょう。

BPDという診断は確実な信頼できるものなのでしょうか？

信頼性（reliability）という用語は、ある評価者による評価もしくはある場面での評価が、別の評価者による評価や別の場面での評価においてももう一度再現されうることを示しています。これまで、患者がBPDであるかどうかということについてふたりの臨床家が同意に至ることは不可能であるとたびたび主張されてきました（すなわち、BPDという診断は信頼できないということです）。「境界性」という用語がさまざまに異なる意味をもつために、このような印象が生じるのかもしれません。それはこの概念がもともと精神分析に端を発し、その後DSM-Ⅳ-TRの定義として用いられるようになったということが原因です。特定の診断基準によって定義すること、症状や徴候を明示すること、重要な症状を収集するために作成された標準化された診断面接と組み合わせることでBPDという診断の信頼性を高めることができるはずです。

国立精神衛生研究所の資金によって開始されたパーソナリティ障害経過共同研究（Collaborative Longitudinal Personality Disorders Study：CLPS）[2]では、DSM-Ⅳ-TRのすべてのパーソナリティ障害を評価する標準化された診断面接が用いられています。[40] この研究と別のもう1つの研究においては、BPDの症状だけを評価するために作成された診断面接も用いましたが、[41] そこでの、ＢＰＤ診断と個々の症状の評価の信頼性はまずまず優秀なものでした。これら2つの研究で見られた高いレベルの診断の信頼性は、診断基準に従った標準的な面接を用いた他の研究の結果とも一致しています。診断の確実性について疑問視されることがほとんどないほかの主要な精神障害の多くと比べても、その信頼性は同等、もしくはそれを上回るほど高かったのです。もちろん、標準化された診断面接と明確な診断基準があればそれで優秀な臨床的判断が可能となるわけではありません。臨床家がＢＰＤの診断について十分な訓練を受けていなければ、診断の信頼性は低下するでしょう。

ＢＰＤというのは性別によって偏りのある診断なのでしょうか？

ＤＳＭ-Ⅳ-ＴＲによると、ＢＰＤは「女性に多く診断される（約75パーセント）」とされています。[3] 3対1という女性と男性の比率は精神障害としてはかなり際立っています。この比率をみると、対象患者もしくは診断の偏りの可能性、さもなければＢＰＤを発症させる男女間の生物的または社会文化的要因の違いがそこに反映されている可能性があります。

研究対象となった患者の偏りによって、ＢＰＤにおける女性の割合が医療機関を受診する女性と男性の比率によって高く見積られる可能性があります。仮に女性のほうが心理的問題に対して他者の助けを求める可能性が3倍高いとすると、その障害が認められる比率は女性の方が平均して3倍多いように見えるでしょう。標準化された面接評価を用いた多くの臨床研究では、受診患者のBPD女性の割合が治療を求めて受診した女性の割合よりも大きくないと報告されています。このことから、女性のほうがBPDが多いというDSM-Ⅳ-TRの記述は、少なくともある程度対象患者に偏りがあったことが原因であると考えられます。とはいえ、今までのところ一般人口におけるBPDの研究はとても少ないので、本当のところ性比がどうなのかということについてはまだわからないというのが実状でしょう。

診断的偏りは、女性の行動を病的とする性差別論者の考え方がBPDの概念またはその診断基準に反映されている場合や、また、男性と同じ性質または行動を示していても女性のほうが異常とみなされがちである場合に生じる可能性があります。そのほか、BPDの診断の際に男性の患者に対してよりも女性の患者に対してのほうにより多くの誤診が認められるとしたら、診断的偏りが生じることになります。これまで多くの研究から、怒り以外のBPDの診断基準が、男性よりも若干女性に特徴的だとみなされていること[33]、またこの基準では男性よりも女性のほうがよりいっそう病的であるとみられてしまうことが[32]、明らかになっています。一方、ジョンソン（Johnson）らによる研究[13]は、BPDの男女には違いよりも共通点が多く認められることを示しています。女性と男性では、たとえば、女性は物質乱用よりもむしろむちゃ食いをするといったように、衝動性の表現の仕方が異なっているのかもしれません。また、女性患者のほうが男性患者よりも確定的でないBP

Ｄの診断を受ける頻度が高いともいえます。しかしおそらくＢＰＤが性別に偏った診断だと主張する人びとにとって驚くべきことでしょうが、診断者が女性である場合に誤診が多く起こっているのです。さまざまな種類の診断的偏りの存在を裏づけるような証拠が多少は存在しているけれども、そのいずれもが、報告されている男女の罹患率の違いを十分に説明するものではありません。もし本当に女性におけるＢＰＤの罹患率が男性よりも高いとすると、それは生物的または社会文化的要因の結果であるに違いありません。ＢＰＤを発症する危険因子として考えられるもの(表１‐２)のうち、幾つかはこれまで女性により一般的に認められてきたものです。たとえば、ＢＰＤの根底にあり、遺伝的影響を受けていると考えられる神経質傾向（感情的であること、衝動性の高さ、ストレスに対する弱さ）は、女性において頻繁にみられます。ＢＰＤの発生に関連づけられてきた幼少期の性的虐待はこれもまた女性のほうに男性よりも10倍多く見られます。育てられ方の違いから男の子が問題やストレスに対してより外向きに、主に行動の形で対応するようになるのに対し、女性はより内向きに、感情的になるように育てられることが多いのです。今後の研究では、ＢＰＤの発症における生物学的および社会的過程における性差の違いを明らかにしていく必要があるでしょう。

ＢＰＤの病因においては生まれと育ちとどちらが重要なのでしょうか？

表１‐２に示されているように、ＢＰＤの発症要因は生物的領域と社会文化的領域のいずれにも

あるためにその病因についての仮説にはさまざまなものがあります。研究者のなかにはＢＰＤの主要な特徴が、神経生物学的異常が遺伝的に受け継がれたことによって最もよく説明できるとする人もいますし、不幸な生育歴を重視する研究者もいます。

　ＢＰＤが遺伝的に伝達されことが明らかにされたのは最近のことです。ＢＰＤの確定診断が一致する確率が二卵性双生児では7パーセントであったの対し、一卵性双生児では35パーセントに達することがノルウェーにおける双生児の研究において明らかにされました[36]。確定的でない診断を含めてもＢＰＤは一卵性双生児では38パーセントが一致していたのに対し、二卵性双生児で一致していたのは11パーセントでした。遺伝モデルを用いた研究では0・69という影響の大きさが示されています（完全に遺伝する場合は1・0）。このことからＢＰＤの発症には遺伝的影響が強いことが窺えます。

　先の節で言及したように、神経質傾向のパーソナリティ特性に含まれる感情的であることや衝動性も遺伝することが明らかにされています。そのほかの双生児の研究から、不安、感情不安定、認知的統制不全、同一性障害、不安定な愛着など、ＢＰＤの他の特性についてもかなりの遺伝性が認められることが示されています[12、18]。これらの特性は感情の統制不全という大きなカテゴリーに含めることができます。感情統制不全は、ＢＰＤの全部といわないまでも多くの特性を表現しています。

生物学的研究からは、感情不安定が脳内におけるコリンとアドレナリンのシステムの反応性の増大

表1-2

境界性パーソナリティ障害の発症に関わると考えられる要因
遺伝子
小児期の気質または素質
自律神経の覚醒度と反応性
神経伝達物質の反応性
脳の構造と機能
出産前後（周産期）における要因
ホルモン
環境中の有害物質
認知的要因およびそのほかの神経心理的要因
小児期および青年期の精神的病理
パーソナリティ構造ないし傾向
養育上の失敗または不適切
児童虐待または養育放棄
友人や仲間の影響
社会経済的状況
家庭と地域社会の崩壊

に関連していること、および衝動性が脳内における神経伝達物質であるセロトニンの活性の低下と関連していることが、明らかにされています。

16歳前に親を亡くしたこと、親の子育ての不十分さや怠慢さといった幼少期の不遇な経験も、BPDを含めたパーソナリティ障害の発症に関係があるとされています。パーソナリティ障害の人の育てられ方で最もよくみられる所見は、両親がふたりとも愛情に欠けていること（養育放棄）、もしくは、自律の欠如（過剰なコントロール）が原因で両親との絆に深刻な問題があるということです。[24、25]とはいえ、これらのことはＢＰＤにだけ認められるものではありません。またＢＰＤの人は家族との結びつきが希薄であったと報告されています。[5、20]幼少期の性的、身体的虐待のどちらか一方、もしくは両方が存在したという報告もＢＰＤの患者に一般的にみられます。[11、17、21、23、24]しかし幼少期の外傷体験でさえＢＰＤに特有というわけではありません。しかも一般人口における児童虐待についての地域社会における研究では、虐待された経歴をもつ成人の80パーセントは何の精神障害も発症していないことが実証されています。

実用的な仮説は、遺伝的素質が環境的ストレス要因と相互に関係してこの障害を発症させるというモデルでしょう。

ＢＰＤの原因を簡単に説明できないことは明らかです。実用的な仮説は、ある種の遺伝的素質（パーソナリティ傾向、生物学的脆弱さ）が環境的ストレス要因（心理社会的要因）と相互に関係してこの障害を発症させるというモデルでしょう。このような素質―ストレスモデルをＢＰＤに対して最初に提唱したのはストーン[35]（Stone）です。その後これは、パリス[22]（Paris）やそのほかの研究者らによって展開されてきました。ある種の脆弱性が異常に強い人は、ストレス要因に対する閾値が低いためにすぐＢＰＤを発症することになります。これに加えて、パーソナリティ障害でよくありがちなのは、素質的特性によってますます多くの環境的なストレス要因に晒され、その影響を強く受けるようになるという遺伝子と環境の相互作用が関わってくることです。衝動性と感情不安定はいずれも発症前にみられる気質的特徴であり、このような傾向が現れると、その子どもは虐待されたりして、衝動コントロールの顕在化と感情障害を生じる可能性が高まります。

BPDの予後に希望はないのでしょうか？

ＢＰＤの診断名を告げられると、それによって生じる機能障害、入院治療や集中的外来治療の必要性、自己破壊的行動、自殺の可能性が連想されるために、患者や家族はしばしばショックを受けます。しかしながら、ＢＰＤの診断を受けた患者の追跡調査からはその予後が一般的に考えられているほど危機的なものではないことが窺えます。明確な基準に従って標準化された面接を用いて下されたＢＰＤの診断の安定性についての13の研究を調べたところ、この診断が持続していたのはその患者の約半分しかいなかったことが明らかになりました。[29] 最も診断が持続している割合が低かったのは、パーソナリティが変化すると考えられることが多い年代、青年期に診断を受けた患者たちでした。概して、追跡期間が長くなればなるほど、改善の可能性が高まります。[19、25] パーソナリティ障害経過共同研究（ＣＬＰＳ）における前方視的追跡研究では、ＢＰＤと診断された人たちの10パーセントが追跡調査の最初の６カ月以内に劇的な改善を示しています。また同時に発生していた精神障害、心理社会的ないし対人関係の危機を解消することがこのＢＰＤの改善において主要な役割を担っていることが明らかにされています。[10] ＢＰＤと診断された患者で、追跡調査の最初の１年間になおも毎月診断基準を満たしていたのは41パーセントだけでした。[27] 他方、予後が悪くなる要因としては、子ども時代の性的虐待や近親相姦、精神科治療を受けた年齢が低いこと、衝動性、攻撃性、物質乱用、症状がより深刻で慢性的であることが見出されています。[29] それでも、ＢＰＤの予後は一般に信じられているほど悪くないことは明らかです。

結　論

境界性患者の精神医学的診断には長い歴史があります。この四半世紀にわたり、この診断は複雑で重篤な精神障害であると考えられていました。明確な診断基準によってＢＰＤ診断の信頼性が高まり、それがＢＰＤのもつ重要性、病因、治療に対する研究への扉を開くことになりました。ＢＰＤというと重大な機能障害、集中的精神科治療の必要性、高い自殺率が連想されますが、その予後は、少なくともケースによっては、一般に信じられているよりもずっと良いと考えられます。

家族が知っておくべきこと

本章の主要なメッセージ

- 境界性パーソナリティ障害（ＢＰＤ）は一般人口の推定１～２パーセントに発症する深刻で複雑な精神障害です。
- 境界性という名称は、この障害が精神病性精神障害と神経症性精神障害の間、もしくは境界線上に位置するという初期の概念に由来しています。
- ＢＰＤのほとんどの人に一般的にみられる基本的な症状は、混乱した不安定な対人関係、感情統制不全（気分や感情をコントロールできないこと）、衝動的行動（衝動性）です。
- ＢＰＤには他のパーソナリティ障害や感情障害（不安やうつ病など）と共通する特徴がいくつかあります。しかしＢＰＤは他の精神障害から区別されるべきものです。
- 女性は、男性よりもＢＰＤの診断を多く受けます。これは生物学的、社会文化的要因の影響かもしれません。このような性別による違いの一部は、女性のほうが男性よりも心理的問題に対して助けを求める傾向が強いことから説明できるかもしれません。
- かつては、ＢＰＤの人びとの多くが身体的または性的虐待を受けた経歴があることが報告されていましたが、一般人口における児童虐待に関する大規模な研究から、虐待の経歴をもつ成人の80パーセントは精神的問題を発症していないことが示されています。

・現在の考え方では、ＢＰＤを発症しやすい遺伝的素質があり、そこにある種のストレスの多い出来事が引き金となってＢＰＤが発病すると考えられています。

本章のキーワード

第Ⅱ軸パーソナリティ障害：ＤＳＭ‐Ⅳ‐ＴＲにおけるパーソナリティ障害を意味する分類診断。その一例が、境界性パーソナリティ障害である

ＰＴＳＤ：外傷後ストレス障害

解離：自分自身の身体または思考が自分から分離している病的な状態

合併診断：別の病気や状態といっしょに起こること

（感情）統制不全：感情を統制または制御できないこと

感情（気分）障害：うつ病、双極性障害を含む精神障害。気分の障害に加えて認知機能の障害や、睡眠障害、食欲の変化、エネルギー不足などの身体的徴候を伴う

軽躁：気分や身体的活動レベルが異常に高まった状態（落ち着きのなさ）であり、日常生活に支障

をおよぼす。躁病よりも軽症のもの

実証的研究：実際の根拠、データ、または経験に基づいている研究

衝動性：ある種の行動の実行を抑えられないこと

神経症：不安によって特徴づけられる慢性的もしくは繰り返し出現する非精神病性の精神障害

診断基準：精神障害の診断をくだすために存在している必要がある臨床的特徴のリスト。通常そのうちの幾つかを満たすことが診断のために必要となる

『精神疾患の分類と診断の手引き』：精神疾患の分類と診断の手引きの第４版ＴＲ（ＤＳＭ‐Ⅳ‐ＴＲ）、２０００年に発表された精神科診断のための分類システム

精神病・精神病性障害：現実検討力が失われ、精神的、社会的、個人的機能が損なわれる精神障害

セロトニン：感情（気分）症状や衝動的行動を制御する神経伝達物質（脳内化学物質）

双生児における一致率：双生児の間で診断が同じであること。この一致率が一卵性双生児で二卵性双生児よりも高いとその病状が遺伝的に受け継がれたものである可能性を示唆する

素質—ストレスモデル：障害が遺伝的素質と環境的なストレス要因とが相互に作用して生じるとするモデル

病因：病気の原因もしくは原因と推定される要因

防衛機制：無意識の（否認などの）さまざまな反応。葛藤や不安を解消、または隠すために用いられ

る

予後：軽快もしくは再発などの、病状が将来どのような過程をたどるかについての予想

第2章
境界性パーソナリティ障害に対する精神療法

ドナ・S・ベンダー（Donna S. Bender, Ph.D.）
ジョン・M・オールダム（John M. Oldham, M.D.）

２００１年、米国精神医学会は、関連する分野の多数の専門家による慎重な審議を経て、「境界性パーソナリティ障害治療ガイドライン」[2]を刊行しました。このガイドラインにおいて、精神療法は境界性パーソナリティ障害（ＢＰＤ）に対する主要な治療法として推奨されています。「境界性パーソナリティ障害の患者の多くがパーソナリティや、対人関係の問題、全般的機能の改善をなしとげ、それを維持していくためには長期的な精神療法が必要となる（４頁）」のです。ここではさらに、この精神療法に多数の選択肢があることを考慮しなくてはなりません。本章の目的は、ＢＰＤの外来治療における精神療法を展望することです。

治療の歴史

境界性パーソナリティ障害は1970年代まで、それ自体1つの精神障害として確立されておらず、それまでの何十年間にわたって、この症候群もしくは症状群を扱うことは精神衛生の既成概念を踏み越えることだとみなされてきました。これについてナイト[14]は「『境界状態』という語は精神医学の用語として全く公式のものではなく、その患者が極めてひどい病状ではあるものの明らかな精神病状態ではないということをほのめかすだけで、それ以外の診断的情報を何ら伝えていない」(96頁)と述べています。本来、一過性精神病性エピソードや急速に変化する精神状態、治療に反応の乏しい病態は統合失調症スペクトラム障害と関係の深い精神障害として理解されることがありました。しかし、その患者が高い機能をもつ神経症の患者のようにみえることもあるのです。そのためこのタイプの障害については多くの議論が交わされてきました。統合失調症と神経症の境界線上にあるとみなされることもありました。境界性という用語が用いられたのもそのためです。[25]その結果、治療的対応の仕方にさまざまな違いが生じることになったのです。

振り返ってみると、おそらくフロイトの患者のなかには現在の定義によれば「境界性」と考えられる患者が含まれていたと考えられています。これまでも常に、このような問題にうまく取り組んできた創造的で熟練した精神分析家や治療者は存在しました。

振り返ってみると、おそらくフロイトの患者のなかには現在の定義によれば「境界性」と考えられる患者が含まれていたと考えられています。これまでも常に、このような問題にうまく取り組んできた創造的で熟練した精神分析家や治療者は存在しました。しかしながら、１９５０年代、６０年代に用いられたアメリカの精神分析の古典的な技法は境界性患者の多くの患者の治療において効果がなく、場合によっては害をなすこともありました。当時の精神分析家が長々と沈黙を保った後に重要な解釈をするというスタイルは（この種の問題を抱えた患者の場合、治療の最初からそれに耐えられないことが多く）、患者にとって自分は見捨てられたと受け止められたのです。また当時実践されていた「対話による治療」、つまり言葉のやり取りだけの治療では、混乱した行動にとても対応しきれませんでした。そのために長い間、医療の場において精神分析によってＢＰＤ患者を治療することは、その障害があまりにも重いために無理であるととらえられていたのです。

同時に精神分析家のなかには少数ながら、精神分析をもっと障害の重い患者にも適用できるようにしようと試みた人びとがいました。精神分析の適応範囲の拡大を目指した理論的、技術的な革新と修正によって、精神分析と精神力動的精神療法は、現在、ＢＰＤの多くの患者にとって治療選択肢の１つとなったのです。[24] １９７０年代に、境界性患者の問題は心理学と精神医学の重要な問題になりました。これは特に、この問題に対する臨床と理論の両面の議論を促進したカーンバーグの努力の結果といえます。[11、12、13] このように境界性患者の病態に対する関心が高まったことを受けて、多くの境界性患者の治療方法が開発されました。認知行動療法は、従来からうつ症状や不安といった問題の治療に用いられていたのですが、現在では精神力動的精神療法とならんで、パーソナリティ障害にも適用される治療法になっています。

治療についての全般的考察

本章ではこれから、従来から行われている幾つかの治療の概要を示し、そのそれぞれにおける具体的なアプローチを紹介します。まず、どのような治療においても考慮しなくてはならない全般的な問題点について議論しましょう。ＢＰＤ患者が治療を求める理由としては、問題に対処することができなくなった、人間関係に行き詰った、ＢＰＤに関連した不安、物質乱用、うつ症状などの障害に陥ったなどのことが考えられます。さらに別には、「境界性」という診断が自分にあてはまるかもしれないと思って来院する患者や、それまでの治療で特別な問題が生じて治療者を変えようとしてくる患者もいます。それゆえ、患者ごとにさまざまに異なる精神療法を用いること、また時間の経過に伴い１人の患者に対して異なる治療法を用いることが望ましいのかもしれません。

治療方法のいかんにかかわらず第１に優先すべきことは、患者が自分自身または他者を傷つける危険を回避することです。ガンダーソン[10]は、個々の問題ごとに患者に適切な治療のレベルを設定することを推奨しています。自殺念慮や自傷行為はできるかぎり注意深く対応する必要があり、さらに深刻な危険のある場合は、入院治療の導入が必要となるかもしれません。さらに、治療者は治療の統一性や連続性を脅かす可能性のある症状と行動には絶えず気を配らなければなりません。不安、うつ症状、精神病性エピソード、感情の不安定性に対する精神科薬物療法や、物質乱用が精神療法の作業を実質的に妨げている場合に物質乱用の治療プログラムといった治療法を追加することも必要です[2]。

どんな問題に対する治療でも、どんな治療法においても、患者と治療者が治療同盟を築いていくことが重要ですが、ＢＰＤ患者との治療では特に、治療同盟は治療の根本というべきものなのです。

危険の回避という第1に考慮すべき点を検討した次の、第2の基本的な長期的目標は、非建設的で有害な生活のあり方をより柔軟な思考や行動のパターンに置き換えてゆくようBPD患者を援助してゆくことです。このような広範囲の目標を達成するために、患者には治療に積極的に関与してもらわなくてはなりません。これは、精神分析的／精神力動的モデルの治療であろうと、認知行動療法であろうと、あてはまることです。

どんな問題に対する治療でも、どんな治療法においても、患者と治療者が治療同盟を築いていくことが重要ですが、BPD患者との治療では特に、治療同盟は治療の根本というべきものです。バック(Bach)[3]はいくつもの理由が重なり合って、これらの患者の多くは、「自分を世話してくれる人、配偶者、その他の対象（人物）に対してだけでなく、期待や成功をもたらしてくれる世界そのものに対しても全般的に信頼を失ってしまっている」（185頁）と述べています。BPDの問題が多く変動の大きい対人関係や行動は治療関係のなかにも入り込んできて、本来なら役立つはずの治療者の援助を台なしにしてしまうために、このような患者との間に治療同盟を築くことにはしばしば困難が伴うことになります。したがってBPDの治療を依頼する臨床家を探す際には、できる限り患者と治療者の相性の良さを吟味することが大切です。そもそも治療関係に新たに入っていくというのは考えただけでも困難なことであり、BPD患者には実際にも困難な人がいるのですから、治療に入るにあたり、患者の側に、この治療者とならば治療関係を築いていけそうだと感じられることが必要になります。効果を生む可能性のあるどんな精神療法でも相当長期的なものとなる可能性がありますから、なおさら、快適な気持ちで治療を始めたいものです。

推奨されるやり方は、患者が治療者となるかもしれない人とまずは相談の面接を数回行って、どの程度快適に話をすることができるか、治療アプローチをどの程度理解し受け入れられるか、その治療者にＢＰＤの問題を扱うだけの十分な能力があると感じられるか、といった幾つかのポイントについてよく検討することです。権威ある人から紹介してもらうこともしばしばありますが、それだけで治療関係を結んではなりません。たとえその治療者が有名であろうと、また紹介者が高い名声を得ていたとしても、治療者のアプローチや、治療スタイルがその患者にぴったりと合うことは保証されないからです。

また、治療者によっては集団技能訓練への参加を求める人がいることも承知しておいたほうがいいでしょう。この訓練は、治療の一部として加えられると非常に効果的です。しかしながら治療のための治療者を選ぶときのように、やはりこのような治療でどのようなことが行われるかを理解することが重要です。集団形式のプログラムへの参加が非常に辛いと感じる人や集団プログラムに実現不可能な期待を抱く人もいます。このような治療に参加する際には、事前にこれらの事項についてよく検討しておくべきです。

外来精神療法

治療者との間で継続的で有意義な治療同盟を築くことは、どのような治療においても基本的な目標です。BPDの治療の場合には、こうした関係の形成がとても難しいだけに、特に重要です。治療者は、受けている訓練はさまざまであっても、境界性患者に対する支持的なスタンスの重要性を認識しています。ウィンストン[26]（Winston）らは「支持的精神療法はほとんどの理論の方向性に適合する『骨組み』と考えられる」という考えを提唱しています（346頁）。つまり、治療の中心となる方向性が認知行動療法的な伝統に沿ったものであろうと、精神力動的伝統に則ったものであろうとも（両者については本章のなかでも紹介しています）、支持的なスタンスは患者に治療参加を促し、治療を継続するために必要です。治療同盟を築くことは重要ですが、治療者が患者に共感的に接し患者の感情を認めていくといったアプローチは、それに代わる交流手段となるのです。治療関係は、患者が他人に対してどのような問題を抱えているのかを教える、患者の自己評価を高める、不安に適切に対処するといったことを援助するための場となります。BPD患者の精神療法的アプローチでも、これまでさまざまに支持的要素が組み入れられてきました。現在では多くの治療者が支持的精神療法を、ほかのアプローチに組み込む、もしくは単独で用いるといった形で使用しています。

精神力動的精神療法と精神分析：全般的説明

精神力動的／精神分析的アプローチでは、一般に意識的または無意識的な思考、感情、行動の持続的パターンに焦点があてられます。患者の問題点は多くの場合診察室で明らかになり、すぐにそこで検討されますから、患者と治療者の関係はこのようなパターンを変えていくための主要な手段として利用されることになります。これには転移（現在の人間関係を形成している発達早期から存在している願望、期待、葛藤）に対して治療的に取り組むことばかりでなく、治療関係そのものを、同一化のモデルや模範的建設的な対人関係のモデルとして役立てることも含まれます。通常、BPDの人は週に1回以上の治療を受けることが推奨されます。精神力動的精神療法を理論的に基礎づけるのが精神分析理論です。精神分析治療は、週に4回ないしそれ以上の面接が必要とされ、精神療法より集中的な治療様式であると考えられています。精神分析では、通常長いすに横たわるという方法がとられますが、境界性患者の治療でこの方法を用いることについては議論があります。一概にBPD患者といっても、それは多種多様です。長いすを使う方法を用いて良い効果を得られる患者もいれば、治療の最初の段階では対面しての面接を行った後で長いすによる方法を用いることができる患者や、またこの方法で治療を行うことが非常に困難な患者もいます。

治療者が個々の患者とどのように関わり合い、どのような介入を選択するかは、患者にとって最も主要な問題がどのようなタイプのものであるかによります。アプローチの方法は、特定の面接や治療のそれぞれの段階において患者が必要としていることによって変化するでしょう。ガバード[9](Gabbard)は、すべての精神分析、もしくは精神力動的精神療法において、表出的要素と支持的要素とを組み合わせることが当然だと述べています。つまり、解釈を通して無意識の葛藤、思考、感情を明らかにしていく方法が適切である局面があれば、患者の対処能力を高めていくための支持的アプローチが好ましい場面もあるということです。ＢＰＤの人のなかには、治療の比較的早期の段階での無意識の動機についての話し合いに耐えられない人もいます。それは、このような話し合いがあまりにも侵襲的であり、急激にパーソナリティの脆さを露呈させる可能性があるからです。したがってここでは、患者が自分の話を聞いてもらえる、理解されていると感じられるようにする支持的で共感的なコミュニケーションによって治療同盟を築いてゆくことが効果的な介入となるでしょう。患者がもっと表出的な介入に耐えることができるようになるまでは、このような治療段階が相当の期間続くかもしれません。治療経過の中では、患者が再び支持的なアプローチを必要とする時期が訪れるかもしれません。熟練した治療者なら個々の患者の状態に応じて表出的介入と支持的介入の間を連続的に行ったり来たりしながら柔軟に対応することができるでしょう。

ＢＰＤ治療における理論的モデルの応用

治療作業では、パーソナリティ障害の病因についてさまざまな理論モデルが応用されます。精神疾患の性質とその治療方法についての精神分析理論は数多くありますが、ここでは幾つかの主要なものを紹介します。ＢＰＤ患者の治療に取り組んでいる治療者のなかには、対象関係論的な立場をとっている人が多くいます。これは、成人となった患者が他者との関わりの主要な特徴を患者の最も早期の経験や対人関係から理解しようとする理論です。[22]（精神分析理論では、歴史的な理由から、対象〔object〕という用語はある人物〔他者〕を意味しています。）その基本には、誰もが意識的もしくは無意識的に、強い影響力のある他者との関係（対象関係）においてそれに対応する自己表象を形成するという考え方があります。この理論のなかでは、発達過程のなかで生じるさまざまな対象関係の障害が、その最も可能性が高いと想定される原因は体質的な要因と環境状況の相互作用によるものですが、問題を引き起こすと考えられるのです。この対象関係の障害によって、子どもにとって人間関係が「悪い」ものとして内在化されて適応不全をもたらす精神構造が生じて、これが現在の生活における有害な行動として表面化するのです。対象関係論に基づく治療モデルは、自己と他者の病的なイメージ（表象）を改善する、もしくはより有効な、良性のイメージや内的対象関係のモデルをその病的なものに置き変えることによって改善をはかるというものです。

誰もが生涯を通じてある程度は自分を認めてもらいたいという欲求をもつものです。しかしこの種の問題を抱える人びとは自らの心の平衡状態を保つために過剰なまでの承認と確認を継続的に必要とします。

ＢＰＤは同一性や自己の障害と関連しているので、自己心理学の治療概念と技法が適用できることがあります。コフート[15]（Kohut）が編み出し、他の研究者らによって洗練されたこの治療法では、患者の自己概念と自己評価の形成と維持において、他者に対する期待と評価についての患者の考え方の果たす役割を重視します。患者のなかには、他人から望ましい反応が得られるかどうかで精神機能が大きく左右されてしまう人がいます。誰もが生涯を通じてある程度は自分を認めてもらいたいという欲求をもつものです。しかしこの種の問題を抱える人びとは自らの心の平衡状態を保つために過剰なまでの承認と確認を継続的に必要とします。このため、このような障害を抱える人びとは自分の自己感覚を内的に統制していくことができないので、他人から十分な関心を受けるためには完ぺきでなくてはならない、もしくは他人のために行動しなくてはならないと感じることがあります。満足感を求めるこのような力動は患者が治療者から賞賛されよう、認めてもらおうとしてさまざまなふるまいを見せる「鏡転移」という形で治療のなかに現れます。患者と治療者はこのような行動の力動を突き止め、理解して、自己評価を維持するために他人に頼らざるを得ないという問題から患者が自由になれるように共同作業を進めるのです。自己心理学的アプローチを境界性患者の治療に適用したことでよく知られているアドラー[1]（Adler）のアプローチは、より一貫性のある安定した患者の自己同一性を育むために共感がどれほど大切な役割を果たすかを論じて治療に大きな影響をもたらしました。

自我心理学でもまた、ＢＰＤと関連した問題にどのように取り組むかについて有益な知見が示されてきました（自我とは、外的な世界と無意識の間を橋渡しする精神の審級の１つと考えられるものです）。自我心理学のモデルでは、人間がさまざまな心理的プレッシャーのなかで何とか快適に感じ、効果的に機能することができるようにするための方法として無意識の防衛機制が議論されています[9]。人間は、経験したくない内的葛藤、苦痛を伴う不安、もしくは厄介な感情といった内的プレッシャーに対して防衛機制を作動させて非生産的な考え、感情、行動によって反応することがあります。たとえば、最も広く議論されている防衛の１つは、つらく、外傷的な、もしくは望ましくない経験や思考が意識から無意識へと押し出される抑圧です。ＢＰＤの主要な特徴のひとつに分裂（スプリッティング）という防衛機制があります。感情的な混乱をもたらすあいまいさや矛盾に堪えられない人は、その代わりに白か黒といった極端な様式に二分して世界をとらえ、状況や他の人びとを完全に良いとするとらえ方と完全に悪いとするとらえ方の間で揺れ動くのです[10]。

境界状態のこのような現象を、対象関係論と自我心理学を用いて詳しく説明したのがカーンバーグです[11]。この理解によると、境界性障害の根底には、常に自己や他者の肯定的な内的イメージを破壊しようとする攻撃的な衝動が存在します。その結果、自分の精神をばらばらに分裂（スプリッティング）することで悪いイメージから良いイメージを守ろうとするので、この際に自己概念が砕け散り、ＢＰＤと関連する同一性の問題が生じるのです。この分裂（スプリッティング）の１つの表れとして生じる、治療者への理想化と中傷とが入れ替わるパターンは、患者にとっても、治療にとってもとても困難な問題となります。治療の重要な課題は、相反する気持ちやあいまいさに耐えられるように、そして内的な世界をもっと統合できるように、徐々にこのパターンを自覚できるように患者を援助していくことです。

現在でもＢＰＤ患者への取り組みに成功している精神分析家や精神力動的精神療法家はたくさんいます。慎重に治療者を選んでいく際には、以上述べたような問題点を心に留めて臨む必要があります。この他、ＢＰＤに取り組んでいるえり抜きの臨床家グループが用いている精神分析的知見に基づいたマニュアル化された治療という手法があります。このマニュアルには、研究と治療の両方の目的から、ＢＰＤ患者の精神療法において使用できる治療の方法が集められています。この治療法のいくつかについては、以下の節のなかで説明していきます。

●精神分析的知見に基づいたＢＰＤの支持的精神療法

精神分析的知見に基づいたＢＰＤの支持的精神療法は、もともとニューヨークのプレスビテリアン病院パーソナリティ障害研究所で行われた異なるタイプの精神療法を比較する大規模研究のために開発されたものであり、この障害にしばしば関連している同一性の問題に焦点をあてた治療法です。その基本的な考え方は、患者の問題となっている行動と思考過程は非常にもろい自己感覚に対処しようとする試みであるというものです。この治療の目標は、分裂（スプリッティング）した内的世界を患者が統合できるように援助することです。

この治療モデルにおける理論的理解における回復とは、患者が治療者という新しい肯定的な対象と治療者との対象関係を内在化し、同一化していくことです。これを達成するために、治療者は、最も有効な介入方法をみつけるためにそれぞれの患者に特有の葛藤と他者イメージを理解しようとします。患者にとって最も受け入れ易い介入方法を柔軟に選択しながら、治療者は、より多くの肯定的な経験を共有できる協力的な治療関係を築くように努力します。治療を生産的に利用し続けられるように肯定的な雰囲気を維持していくよう努めるなかで、治療者は、患者が今、この瞬間に何を必要としているのか見定めるアプローチを用います。このアプローチでは、たとえ患者が最悪な状態であるときでも、治療者が患者に対して温かさや好意を持続的に示していくことが必要です。

特に大切なのは、患者が自己感覚の変化を認識し（「あなたのボーイフレンドが非常に腹を立てているとき、自分自身がどんな人物であるかという感覚はひどく傷つけられてしまいます」というようなこと）、その断絶にうまく対処することを学べるように援助することです。さらに、患者が同一性を経験することを促し、それを支持することも特別に重要です（たとえば、「そのことには、あなたにとって本当に大きな意味があります。それをことばにして表現してみてはどうでしょう」）。患者が自分の精神世界のさまざまな部分をすべて治療者が認識し、受け入れてくれるということに徐々に気づくうちに、患者は（願わくは）自分にそんなところはないと否認したくなるような部分も含めた自分自身のあらゆる部分の価値を認めてゆくでしょう。

転移に焦点をあてた精神療法

もう1つのニューヨークのプレスビテリアン病院パーソナリティ障害研究所で開発されマニュアル化されたアプローチは、転移に焦点をあてた精神療法（transference-focused psychotherapy: TFP）です[28]。TFPは患者と治療者が共同で治療の時間、場所、面接の長さおよび面接から次の面接までの間の連絡の条件といった治療の契約と構造を作り上げ、それを維持していくことを特徴とする週2回のアプローチです。BPD治療の治療関係（転移）のなかでしばしば生じる患者の葛藤の嵐に襲われたとしても、患者と治療者は治療の場で合意の上で形成されている構造（条件や契約）によって守られることになります。

転移に焦点をあてた精神療法では，BPDにみられる衝動的な自己破壊行動，混沌とした対人関係，歪曲された知覚，および断片化した同一性は精神の分裂（スプリッティング）のせいであると考えられています。

転移に焦点をあてた精神療法では，先の「BPD治療における理論的モデルの応用」のなかで記したカーンバーグの記述に基づいて，BPDにみられる衝動的な自己破壊行動，混沌とした対人関係，歪曲された知覚，および断片化した同一性は精神の分裂（スプリッティング）のせいであると考えられています。治療過程のなかで，対象関係の対象表象と自己表象のさまざまな組みや，他者との関係のなかにおける（ときどき歪んでいることがある）自己イメージが内在化されてゆきます。さまざまな対象表象と自己表象の組みは自己のさまざまな面に結びついており，さらにその2つの組みと関連してさまざまな感情のパターンがあらわれてきます。気質的要因に環境的要因が加わった結果として，患者はこれらの2つの組みが統合されているという感覚を抱くことができません。好ましく自分の助けとなるイメージが，忌々しく破壊的なイメージによって損なわれ，破壊されるのを防ぐために，それがこのシナリオにおける基本的恐怖なのですが，内的世界は無意識に分裂（スプリッティング）し，さまざまな断片と化しています。心のなかに存在する好ましいものを保持するためにこのような手段が用いられるのは理解できることですが、それには大きな犠牲が伴います。自己の部分同士が常に戦っていることが、ＢＰＤのその場限りの行動や認知、感情の症状の原因と考えられます。

ＴＦＰの課題は、患者が治療関係においてこのような混乱をあらわにした場合に、その根底にあり、そこで活動し、自分と他者の見方を規定している対象関係における対象表象と自己表象の組みを特定することです。治療関係のなかで浮かび上がってくるものに取り組むことによって、患者と治療者は今ここで何が起こっているのかを話し合い、その理解に努め、患者の精神の根底にある力動を明らかにしようと共同作業を続けます。現在の患者の機能に影響を与えている内在化された表象に働きかけることとそれに伴う強い苦痛に満ちた感情を扱うことによって、治療者は自己の部分同士を統合して、もう互いに排除しあったり、否認しあったりしないようにします。このようにして治療関係は、安全で安心できる治療関係のなかで患者の内的世界についての理解が示されることによって、それについて学び、変化をもたらすための媒介手段となります。

認知行動療法：全般的記述

伝統的な認知行動療法では一般に、観察可能な行動と意識的に把握できる思考に主が焦点をあてられます。ここで認知を重視することは、人間が対人関係と環境を支配するための適応可能な手段として自分自身の思考と相互作用のパターンを生み出していく情報処理を行う存在であるという考え方に基づいています[6]。パーソナリティ障害は、生まれながらの敏感さや早期の社会的学習、または（ときには）外傷的な出来事の結果、認知や思考の障害から非適応的反応と歪んだ信念が生じたときに発生します。

人間がどのように物事を考えるのかを説明する１つの方法は、それを相当に固定化した思考の枠組み、つまり図式によって説明することです。この図式のなかには、世界がどのように作用し、人はどのようにそれに反応すべきかについてそれぞれの人に固有の考えが含まれています。こうしてそれぞれの人の独自の図式の集まりを基にして知覚と反応がプログラムされるのです。しかし、パーソナリティ障害の場合、非適応的な図式が長く存在し、障害された認知―対人関係の繰り返しのサイクルが持続しています。多くの場合、このようなパターンは自動的になり、当人がすぐには自覚しえないものになっています。

行動療法の介入方法は、学習理論から生まれています。この学習理論では、行動を環境からの条件づけによって強化されるものと考えます。不適応行動も他の行動と同様に学習されたものであるゆえに、この治療モデルに従うなら、患者はそれまでの問題の特性を学習のなかで取り除いていくことによって回復すると考えられます[27]。これは社会技能訓練、自己主張訓練、系統的脱感作療法、リラクゼーション訓練などの技法を用いることで促進されます。

基本的に、認知行動療法の目的は行動と思考の破壊的パターンを特定し、修正することです。精神力動的精神療法や精神分析と比べると、認知行動治療は、治療者がより指示的な介入を行うことで、治療期間が短くなり、より明確な目標を実現する技能に焦点を置く傾向があります。認知行動療法のなかには20回かそれ以下の面接しか行わないものもありますから、これのみを精神療法として考えるのは避けたほうがいいでしょう。何であれ客観的に評価できるＢＰＤの改善を得るためには、少なくとも１年間の集中治療が必要であるという知見も示されています[2]。認知行動療法のなかには、ＢＰＤのために特別に開発されてきた幾つかの治療のバリエーションが存在します。

弁証法的行動療法

弁証法的行動療法（ＤＢＴ）はリネハン（Linehan）によって、もっぱら自殺のそぶりや自殺企図を慢性的にみせるＢＰＤ患者の治療のために開発されました。これはおそらくＢＰＤに対して現在、最も広く用いられている認知行動療法でしょう。ＤＢＴは認知療法、行動療法、支持療法の技法を組み合わせたマニュアル化された治療です。治療の目標は生命の脅威となる行動を減らし、治療プロセスの妨げとなる行動に取り組むと共に、患者の生活の質を著しく損なっている行動を修正することです。

DBTの考え方によると、BPDの病理は主に、生物学的に規定されている敏感さと、感情的に自分を受け入れてくれなかった早期の養育環境との相互関係のなかから生じた感情統制の欠陥から生じます。

DBTの考え方によると、BPDの病理は主に、生物学的に規定されている敏感さと、感情的に自分を受け入れてくれなかった早期の養育環境との相互関係のなかから生じた感情統制の欠陥から生じます。リネハン[16]は、弁証法という用語を統合を追求する過程において反対のものを組み入れていこうとする治療アプローチを表すために用いています。この概念は、広くとらえるなら、治療において患者の変化を促す一方で、彼らの現在のあり方をも受け入れる環境を提供しなくてはならないことを意味しています（つまりこれは「徹底的な受容（radical acceptance）」です）。治療者は、患者の経験を肯定すると同時に、不適応的な思考パターンを修正し、新たな対処方法を教えていくことによって、問題の解決を図ろうとします。治療関係は変化のための主要な実践の場であると同時に、深刻な自殺の危険性のある患者の生命を守る唯一のものとなることもしばしばあります。

DBTでは、次の8つの基本的想定から治療計画が決定されます[16]。（1）BPD患者は患者なりに最善を尽くしている。（2）患者は改善したいと望んでいる。（3）患者はより良く行動し、もっと一生けんめい努力し、回復への動機づけを強めなければならない。(4)患者の問題はすべて患者自身が引き起こしたものではないかもしれないが、いずれにせよそれらの問題を患者は解決しなくてはならない。(5)自殺の危険性があるBPDの人の命は現在のままの生き方ではもちこたえられない。(6)患者はすべての状況で新しい行動を身につけなければならない。(7)患者は治療に失敗することができない。(8)患者を治療する治療者にも支えが必要である。

DBTプログラムに参加するにあたり、患者は週1回の個人精神療法と週1回の集団技能訓練に1年間参加します[16]。個人精神療法はプログラムの中心であり、その治療者が患者を担当する治療チームの責任者となります。この個人精神療法が同時に進められているすべての治療活動の基盤となるので、患者はそれに参加することがDBTのほかの治療活動に参加するための必要条件となります。個人精神療法では、患者が集団治療での経験で学んだことを統合することを援助することが極めて重要です。個人精神療法の治療者には、面接と面接までの間に電話で連絡を取ることができ、1回の治療面接の長さはそのときの患者の必要に応じて変更されます。

集団技能訓練のプログラムは、この治療のために特別に用意されたマニュアルを用いて、練習、パンフレット、宿題による心理教育の形式で行われます[17]。集団療法では、マインドフルネス(訳注：仏教用語Satiの英訳がmindfulness。日本語では気づきとか念と訳されている。瞬間ごとの自分に気づいていくこと)、効果的な対人関係、苦難を耐えること、感情統制の問題への対応が目指されます。主要な目標は、患者が新しい反応のレパートリーを身につけ、それらを関連する状況で用いていけるように援助することです。治療者は、患者自身も積極的に生産的な形で治療に携わっていけるように積極的にアプローチしていきます。集団技能訓練を終了した後でも、患者は継続的な参加が可能な支持的集団療法に参加することができます。

●BPDの認知図式療法

ヤング（Young）ら[8]は、発達早期に形成される適応不全をもたらす認知図式の概念を打ち出し、それを「幼少期に端を発し、長期にわたり広く浸透したテーマであり、個人の行動、思考、感情、他者との関係を規定し、適応不全をもたらすもの」（89頁）と定義しました。適応不全の原因となる認知図式は、養育放棄、不安定性、もしくは虐待に満ちている世界における自己と他者についての経験を把握するための方法として、人生の早期から形成されている根の深いものです。この認知図式は幼少期には論理的解決策として有効でしたが、もはやそれに基本的必要を満たす効果を期待できず、成人期に到ってそれが否定的な感情や損なわれた機能をもたらすだけになっても、その人の認知を支配し続けます。認知図式に焦点をあてた治療の目標は、患者の思考の歪みを特定し、問題を繰り返し発生させる根底にある考え方をみなおすのを援助することです。

当初特定されたのは、不安定性と断絶、障害された自律、自分が好ましくないと感じることという3つに分類される18のタイプの認知図式でした。[8] たとえば、過度な嫉妬や対人関係へのしがみつきを生じる見捨てられることへの恐怖が支配する非適応的な認知図式を手放そうとしない人に対しては、このような物の見方を修正していくことが治療の中心となります。しかしながら、BPD患者の治療のなかで研究者たちは、このような患者がほとんど必ずこの18の認知図式のほぼすべてを、特に、見捨てられること、不信感／虐待、愛着剥奪、自己不全感、不十分な自己コントロール、服従、懲罰的であることといったものを、抱えていることに気づいたのです。[29] しかもBPDの場合、気分や心の状態がめまぐるしく変化するために、幾つかの特性が組み合わさって固定化している1つないし2つの認知図式に集中して取り組むことが必要になったのです。その結果、BPD患者にみられる主要な認知図式の様式として、「見捨てられた子ども」、「怒っている衝動的な子ども」、「懲罰的な親」、「冷淡な保護者」、「健康な大人」が明らかにされました。

このアプローチをBPDに用いる際に主な治療目標とされるのは、患者において「健康な大人」の様式をできるだけ強めていくことです。実際の治療の過程で治療者は、面接のなかで患者のさまざまな認知の様式を感知し、それぞれの様式に適切な対策を用いていくことを学びます。たとえば「見捨てられた子ども」の様式において患者の幼少期に満たされなかった安全、ケアを受けること、自律性、自己表現への欲求の多くを満たすよう努めます。共感と慈しみを通し、治療者は適切な治療設定のなかでの患者の再養育を目指します。治療のなかのさまざまな時期に、誘導されたイメージ、心理教育、自己主張訓練、ロールプレイなどの認知行動療法の技法が用いられます。

BPDのSTEPPS集団治療プログラム

1995年にアイオワ大学で始められた感情の信頼性と問題解決のための訓練システム(Systems Training for Emotional Predictability and Problem Solving：STEPPS)には2つの治療段階があります：(1)20週間にわたる基本的技能の集団療法と(2)1年間にわたって毎月2回行われる集団プログラムです。後者は、目標設定(Setting goals)、信頼することと挑戦すること(Trusting and taking risks)、怒りへの対処(Anger management)、衝動性のコントロール(Impulsivity control)、対人関係行動(Relationship behavior)、台本を書くこと(Writing a script)、自己主張訓練(Assertiveness training)、あなたの人生の旅路(Your journey)、認知図式の再検討(Schemas revisited)から構成されており、STAIRWAYSと呼ばれます[7]。この治療プログラムは特に自分自身に危害を及ぼす行動と精神病性エピソードを予防して入院率を減らす手段として開発されました。他の精神療法治療を継続しながら、それに加える形でこの治療を行うことも可能です。また、この治療が短期プログラムであることは、これが生まれた場所の地理的状況を反映しています。これが始められたアイオワ州は田舎です。そのため治療のために長い距離をはるばる通ってこなくてはならない患者が大勢いるのです。STEPPSチームは、集中的に特別な訓練を受ける必要なく開業医が簡単に使用できる治療の開発も計画しています。

STEPPSアプローチは、BPD患者が激しい感情を統制する能力に問題があるとする仮説に基づいています。

STEPPSアプローチは、BPD患者が激しい感情を統制する能力に問題があるとする仮説に基づいています。実際、このような考え方から、BPDに代わって感情強度の障害（emotional intensity disorder）という用語が用いられています[7]。ここでは、3つの段階の認知行動療法的技能訓練を通して、患者にBPDに関連する感情と行動についての教育が行われますが、その第1として変化が可能であるということが伝えられます。第2に、感情マネジメント訓練、認知図式と引き金となる状況を認識する技能、さらにそれへの反応の訓練が一連のものとして行われます。第3には、患者の対処能力が感情によって脅かされ、圧倒されそうになったときに生活のさまざまな問題に対応していくための手段として行動マネジメント訓練を中心とする目標設定、リラクゼーション、虐待的行動の回避などの技能を習得していきます。

この治療で重要なのは、それが系統的に行われるという点です。ここでは治療に協力するチームとして家族メンバーやそのほかの重要な人びとの参加が求められます。これらの治療協力者は特別なプログラムを行うことによって、ＢＰＤとＳＴＥＰＰＳの内容について学んでいきます。さらに、ＢＰＤ患者に対する対応方法についても、患者が集団治療で学んでいることを知り、それを補強していくように教育が行われます。

ＢＰＤへの精神療法の効果についての実証的研究

長年にわたりＢＰＤに対する精神療法について、さまざまな方法による研究が行われてきました。そのうちの幾つかの優れた研究をここで紹介します。スティーブンソン（Stevenson）とメアレス（Meares）[23]は、週２回の精神力動的精神療法を12カ月間にわたって受けた30人のＢＰＤ患者に有意な改善が見られたことを明らかにしました。ベイトマン（Bateman）とフォナジー（Fonagy）[4]はＢＰＤ患者38人の改善を評価しました。患者は、（1）デイケア治療プログラムの一部として個人と集団の精神分析的精神療法を18カ月にわたり受けるグループ、（2）標準的な精神科治療を受けるグループの２つのグループにわけられました。精神分析的精神療法を受けた患者は、標準的治療を受けた対照群と比較すると、うつ症状、対人関係機能、自殺企図と自傷行為の回数、入院回数の点で、有意に優れた改善を示したのです。この集団の改善は治療に入って６カ月という早い段階で始まり、18カ月間の研究期間の終わりまで持続していました。しかも同じ著者による経過追跡研究[5]によると、デイケア治療プログラムと精神力動的治療を受けた患者はその効果を持続させていただけでなく、18カ月間におよぶ追跡期間においても改善を示し続けたのに対して、標準的治療を受けた患者は同じ期間に限られた変化しか示していませんでした。

1年間の治療が終了するまでに、対照群の患者と比較してＤＢＴを受けた患者では自殺関連行動と入院日数が少なくなりました。

リネハンら[18]は自傷行為（自殺関連行動）がみられるＢＰＤ患者をＤＢＴを受けたグループと通常の治療を受けたグループにわけて両者を比較する研究を行いました。1年間の治療が終了するまでに、対照群の患者と比較してＤＢＴを受けた患者では自殺関連行動と入院日数が少なくなりました。ＤＢＴを受けた患者は同じ治療者による治療により多く留まっていられたこともわかりました。治療後の経過追跡調査[19]によると、治療終了から1年後にはＤＢＴの自傷行為を減少させる効果が消えていましたが、この期間におけるＤＢＴを受けた患者の入院日数は少なくなっていました。また、ＢＰＤと薬物依存の患者に対するＤＢＴの効果を調べた研究[20]でも、ＤＢＴは患者の薬物使用を減らす効果が見込まれることが明らかにされました。

これらのさまざまな研究では対象となった患者が比較的少数であったということに注意が必要で

す。これらの患者は治療困難であり、研究のためには大きな資金と多くのスタッフを要するという性質があります。医療資源には限りがありますので、さらにさまざまな精神療法的アプローチの効果を研究しなければならないことは明らかです。現在、ニューヨーク州精神医学研究所（ＤＢＴと支持的集団治療について）とニューヨークのプレスビテリアン病院パーソナリティ障害研究所（ＴＦＰ、ＤＢＴ、支持的集団治療について）によって幾つかの研究が行われている最中です。近い将来、これらの研究から有益な情報がもたらされることが期待されます。

最近、ＢＰＤに対するさまざまな精神療法的アプローチの効果や有効性についての実証的研究をまとめた幾つかの総説が発表されています。[2, 9, 10, 21] 読者の方々でさらに詳しくお知りになりたい方はこれらの文献をご参照ください。これらの総説の執筆者はいずれもＢＰＤ患者が治療で改善する見込みについて楽観的な見方をしていることは着目すべきでしょう。ガバード[9]は、精神力動的精神療法についての研究によって「ＢＰＤに対する『応急処置』はないけれども、相当の期間精神力動的治療を続けた患者は大いに改善する可能性がある」（４３３頁）と結論づけています。さらに、ガバードは境界性患者に対する長期にわたる精神力動的外来治療とＤＢＴによって入院や他の医学的治療の費用を減らすことができるため費用対効果比が改善するという研究結果に注目しています。またペリー（Perrey）とボンド[21]（Bond）は彼らの総説において「現在までの研究の限界についていくつか注意すべき点があるが、私たちの今の知識レベルからでも十分希望があると明言してよい」（27頁）

と要約しています。

結　論

米国精神医学会が最近「境界性パーソナリティ障害治療ガイドライン」[2]を発表したことから、精神医学の分野でも早急に境界性パーソナリティの問題に取り組んでいかねばならないという精神衛生上の課題が公式に認められるようになりました。ＢＰＤは複雑な、多くの場合重大な障害をもたらす問題の組み合わせであり、他の障害から独立のものとして、特別の治療アプローチが講じられる必要のある精神障害です。本章で説明されたように、多数の治療法が開発されており、ＢＰＤ患者が自らの生活を改善していけるように支援していくことのできる治療者も大勢育ってきています。しかも、十分な期間適切な治療を受けることで、大多数の患者が確かに回復することは、臨床経験はもちろん、実証的研究からも裏づけられています。

家族が知っておくべきこと

本章の主要なメッセージ

・精神療法を長期間続けることによって，ＢＰＤの人びとのほとんどはその機能全般を改善させることができます。
・境界性の問題を抱える人に古典的な精神分析を用いようとした初期の試みは成功しませんでしたが，それを修正した治療法は多くの患者に有効です。
・精神分析理論に基づく精神力動的精神療法では，意識化されない思考，感情，行動のパターンをＢＰＤ患者が認識することが援助されます。患者にとって治療者との関係は，変化を生むための大切な場となります。
・認知行動療法では技能訓練を通して思考と行動の破壊的なパターンの認識と修正が行われます。この治療法は，精神力動的精神療法と比べて治療期間が短く，そこでは，治療者の直接的な介入が行われます。
・すべてのＢＰＤの精神療法において，患者と治療者との間の治療同盟は，成功に欠かすことができません。すべての治療形態において，継続して患者を支えていくことが鍵となります。

・どの形態の治療方法を選択するにしろ、第一に優先すべきことは、BPD患者が自分自身を傷つけることがないよう安全を確保することです。薬物療法やそのほかのプログラム（物質乱用のための治療など）を並行して（補助的に）行うことが必要となることがあります。

・BPD患者を対象に行われた、いくつかの小規模な研究では、さまざまな形態の精神療法が自殺関連行動、薬物依存、入院期間を減らすうえで効果があることが明らかになっています。長期にわたって適切な治療を受けることにより、多くの患者の行動が確かに改善し得るのです。

本章のキーワード

自我心理学：精神機能を維持するために用いられる無意識の防衛機制（例：抑圧、否認）に焦点をあてて精神活動を理解しようとする精神分析の理論

自己心理学：自己評価を維持していくうえで他者からの承認と共感の重要性を強調する精神分析の理論

神経症：不安によって特徴づけられる慢性的もしくは繰り返し出現する非精神病性の精神障害

精神病・精神病性障害：現実検討力が失われ、精神的、社会的、個人的機能が損なわれる精神障害

精神力動的精神療法：意識化されていない思考と感情に焦点をあてる治療法

対象関係論：発達早期に他者（対象）との関係において自己をどのように経験するかによって大人になったときの他者との関係が決定されるとする理論

治療同盟：相互の信頼と治療の進展を促進する患者と治療者との間の同盟関係

転移：現在の人間関係を形成しており、治療者との関係のなかで浮かび上がってくる過去の願望、期待、葛藤

認知行動療法：患者が自覚している思考、感情、行動に焦点をあてる治療法。治療では、思考プロセスに基づいて問題を再規定し、再構築し、解決することを目指す

認知図式：自己、他者、もしくは世界についての固定的な考え、信念、仮定。多くの場合幼少期に生じていると考えられる

分裂（スプリッティング）：感情の混乱をコントロールしたり、内的葛藤を避けようとするために世界を黒か白に二分してとらえ、人間についてもすべて良いかすべて悪いに振り分けようとする防衛機制

マニュアル化された治療法：治療者に対する具体的な指示が書かれたマニュアルに基づいて行われる治療。弁証法的行動療法（ＤＢＴ）がその一例である。このようなアプローチを用いることで治療の一般化や標準化が可能となる

謝辞：以下の方々に感謝の意を申し上げたいと思います
Nancee Blum (Systems Training for Emotional Predictability and Problem Solving), Department of Psychiatry, University of Iowa; Monica Carsky (Psychoanalytically Informed Supportive Psychotherapy) and Frank Yeomans (Transference-Focused Psychotherapy), New York Presbyterian Hospital Personality Disorders Institute.

第3章 境界性パーソナリティ障害における自殺関連行動と自傷行為

――自己統制モデル――

バーバラ・スタンレー（Barbara Stanley, Ph.D.）
ベス・S・ブロドスキー（Beth S. Brodsky, Ph.D.）

境界性パーソナリティ障害（ＢＰＤ）においてみられる意図的に自分を傷つける行動はそれを行う当人、家族、彼らを治療する臨床家を混乱させ、脅かし、落胆させます。このような自傷行為がとりわけ強い混乱をもたらすのは、それに矛盾した逆説的な性質があるためです。自傷行為は肉体的にも精神的にも並外れた苦しみを引き起こします。その一方で、この行動は苦しみを和らげるために行われ、実際そのように体験されることが多いのです。自傷行為を行う人の多くは、この行為を精神的痛みや苦しみをまだ耐え易く、はっきりと目に見ることができる身体的苦しみに代えるものと説明しています。また、彼らは自分の精神的苦しみが現実であるのか否かということをめぐって混乱しています。そのため身体的に傷つくことは、精神的苦しみの具体的な証拠となるのです。患者はしばしば「このような自傷行為をするのはひどく苦しんでいる人だけだ」と報告します。身体的な痛みを生じることによって、事後的に自らの否定的な精神状態を正当化することができるようになります。このような逆説的な行動のもう1つの側面は、自分に身体的なダメージを与えていても、このまま生き長らえることをよしとする妥協案としても機能することです。患者は「もし自分の身体を刃物で傷つければ、またはわずかながらも過剰に薬を飲めば、本当に自分を殺さなくてもすむ」と考えます。臨床家は患者が自傷行為を図ると、入院させなければならないと考えますが、この行動がすでにその当人に生き続ける「許可」を与えているのだとしたら、今さら入院させることは不必要で、逆効果にさえなりかねません。これは自殺の意図のない自傷行為だけでなく、致命的ではない自殺企図の場合にもあてはまります。専門家や家族は、表面を浅く切っただけの自殺を意図していない自傷行為を自殺企図であると考えがちです。その結果、必要もないのに入院させて当人の活動を中断させることになり、失業や学校の中退を招き、恐怖や怒り、さらに家族のメンバーや友人を避け、引きこもってしまうことが生じるかもしれません。[12] このような誤った判断や誤解は、自殺可能性に対する過小評価と過剰反応というBPDの自傷行為のもう1つの逆説的側面に関わるものです。

自傷行為を行う人の多くは、この行為を精神的痛みや苦しみをまだ耐え易く、はっきりと目に見ることができる身体的苦しみに代えるものと説明しています。

多くのＢＰＤの人は、慢性的に自殺念慮を抱きながら自殺を意図しない自傷行為、自殺の脅し、また致命的ではない自殺企図を行うことがしばしばあります。このために彼らが実際に自殺を図る危険を予測することは非常に難しくなります。[7] 不必要な入院が行われる傾向がある反面、繰り返される致命的でない自殺企図や、自殺する意図のない自傷行為、慢性的な自殺念慮に対して、専門家や家族がそれを「オオカミ少年の訴え」のようにみなすようになることもあります。この状況では、慢性的な自殺念慮や自殺衝動に駆られて患者が自傷行為や自殺企図を繰り返すと、臨床家や家族は患者の自傷行為や自殺の可能性についてほとんど心配しなくなってしまいます。そうしてのんきに構えているうちに真の自殺の危険性を過小評価もしくは無視をするようになり、自殺の既遂率を引き上げることになってしまいます。実際、ＢＰＤの人の生涯を通じた自殺率は、約９～10パーセントにのぼります。このような誤解を招く一因は、自傷行為の多くが医学的に致命傷となることがなく、そのきっかけが重大なことでないことかもしれません。その結果、自傷をするのは単に周囲の人びとを自分の意のままに操ろうとしている、関心を集めようとしているにすぎず、深刻にとらえる必要がないという誤解が生じるのです。[15] 確かに自殺関連行動は、多くの精神障害で起こりますが、致命的とはいえない浅い皮膚切傷や火傷などの自傷行為がささいなきっかけで繰り返されるのは、ほとんど唯一ＢＰＤだけにみられる現象です。ＢＰＤにおける自殺関連行動の高い発生率を考えると、この問題を抱える人の援助がいかに大変な挑戦であるかがわかります。実際、臨床家のなかにはこのようなリスクの高い患者に取り組む負担、混乱、ストレス、責任を考えて、ＢＰＤ患者の治療を嫌がる人もいます。これは、残念な状況です。ＢＰＤの人を治療することは、生命の危険を伴うすべての病気についていえることですが、いかにそれがストレスの多いものであっても、極めてやりがいがある、実りの多い経験にもなるのです。患者は慢性的な自殺念慮を振り払い、それへの対処手段としての自傷行為をやめることができるようになります。

> ＢＰＤの人を治療することは、生命の危険を伴うすべての病気についていえることですが、いかにそれがストレスの多いものであっても、極めてやりがいがある、実りの多い経験にもなるのです。患者は慢性的な自殺念慮を振り払い、それへの対処手段としての自傷行為をやめることができるようになります。

本章の目的は、自殺企図もしくは自殺の意図のない自傷行為といった自分を意図的に傷つけるＢ

PDの人がどのような精神的、身体的経験をしているのかについて、現在明らかになっている臨床的研究と実証研究の両方の知見を展望することです。

ここで議論されるのは、以下の事項です。

・自傷行為のプラスの作用、目的、きっかけ、自傷行為発生の原因となる脆弱さ、その後の影響などについて説明すること
・自殺関連行動と自殺を意図しない自傷行為との間の違いと共通性について議論すること
・BPDの人における自殺関連行動とうつ病の人におけるそれの相違について考察すること
・自傷行動の性質を詳しく研究し、自殺企図や自傷行動を生じる衝動に上手に対処していくことを援助する臨床的アプローチを提示すること
・新しいモデルによる理解：BPDの人における自殺関連行動と自殺を意図しない自傷行為についての自己統制行動モデルを提示すること
・この理解を、どのように臨床的に応用して効果的な治療を実現できるのかを、臨床例を用いて説明すること
・将来行われるべき研究の方向性についての意見を示すこと

本章では、自傷行為に関連する心理学的要因に主に焦点をあてていきます。さらに、自傷行為に関わっていると考えられる神経生物学的理解も取り上げます。これは、最近特に進歩の著しい領域です。

背景と定義

最近では自傷行為に対して臨床家からもマスメディアの側からも強い関心が寄せられていますが、自分自身を意図的に傷つける人の実際の経験については、まだ十分に理解されているわけではありません。用語やその定義さえ明確でなく、混乱しています。自分自身に対する障害についての議論でこれまで使われてきた用語のなかにもいくつか明確にされなければならないものがあります。

意図的な自傷行為には2種類の自己破壊的行動があります。1つは実際に死のうとする意図をもって行われるもの、もう1つは自分にダメージを与えても死のうとする意図がないものです。

意図的な自傷行為には2種類の自己破壊的行動があります。1つは実際に死のうとする意図をもって行われるもの、もう１つは自分にダメージを与えても死のうとする意図がないものです。どちらも自分に対して身体的危害を加える行為ですが、人に喧嘩を仕掛けて自分に他者が危害を及ぼすように仕向ける行動は含まれません。ここで取り上げる２つのタイプの自傷行為は以下のように定義されます。

１．自殺企図：自殺企図というのは故意の自己破壊的行動であり、少なくとも部分的に死を意図してなされるものと定義されます。これは単純明快な定義のようにみえますが、個人の主観的意図を評価することは難しいことです。そこにはさまざまな理由が挙げられます。事後的な報告は再解釈やその行動の結果の影響を受けている可能性があり、実際に自傷を行った時点のその人の精神状態を正確に表現していない公算があります。それゆえ、その意図の有無を直接質問して確かめるのは難しいでしょう。臨床的には多くの場合、自殺の意図は外に向けて行われた行動や外面的な要因（その自傷行為がいかに医学的に致命的かなど）、もしくは環境的要因（自傷行為に関連する行動が行われている最中、またはその直後に発見されやすいか否かなど）から推測されます。このような推論は、特にＢＰＤの人の場合、しばしば自傷行為の理由はさまざまであり、しかも自殺の意図があいまいであるために不確かなことが多くなります。また以前にも非致命的な自殺を試みたことがある場合、患者の意図のとらえ方が歪んでいることがあります。[26]

2．自傷行為：自殺の意図のない自傷行為は、自殺の意図のない意図的な自己破壊行動として定義されます。このような自殺の意図のない自傷行為はＢＰＤに極めて特徴的なものであり、ＢＰＤの病理によって不安定になった感情を統制しようとする努力とみることができます。臨床家や家族は患者がこのような行動をとるのは自殺の意図があるからだと考えがちですが、ＢＰＤの人は、それが気分を改善しようとして企てられたものであり、自分の意図がそれとは正反対のものであることをはっきりと自覚しています。

これらの他に、重要な用語が２つあります。自己切傷（self mutilation）と自殺関連行動です。自己切傷という用語は自殺を意図しない自傷行為を指すのに一般的に用いられていますが、これは十分包括的な用語ではないと私たちは考えています。確かに、自傷行為の形態のなかにはリストカットなど切傷を伴うものもありますが、頭を強打したり自分の身体を打つなど皮膚に傷のつかないものもあるからです。自殺関連行動という用語は不正確に用いられることがよくあります。この用語は自殺の意図のない行動しか意味しないと誤解されることがありますが、実際には、自殺の意図があるなしにかかわらず、結果的に死に至らなかったいかなる自傷行為も含むものと定義されます。つまり、自己切傷や自殺を意図しない自傷行為、およびあらゆる自殺企図が自殺関連行動の範疇に入るということです。

問題の頻度と重要性

さきにも述べましたが、ＢＰＤの人が最終的に自殺を遂げる確率は、およそ9～10パーセントにのぼります。[17, 28, 29, 31] ＢＰＤの人の75パーセントがこれまでに自殺を意図しない自傷行為を行い、[8, 11] 50パーセント近い人びとが少なくとも1回の深刻な自殺企図をしていると推定されます。[8] さらに、ＢＰＤの入院患者のおよそ80パーセントが自殺の意図のない皮膚切創、皮膚火傷、または自分を打つといった行動を示します。[24] これらは著しく高い数字ですが、このデータは大方入院患者についての研究から得られたものであり、ＢＰＤ人口全体におけるこれらの行動の発生率をやや過大に見積もりすぎているかもしれません。自己切傷を行う人の55～85パーセントに少なくとも1回の自殺企図がみとめられることから、自己切傷は、それ自体が自殺の危険因子といえるでしょう。[6, 9, 18, 19] ＢＰＤでは自殺関連行動と自己切傷の組み合わせが特に一般的にみとめられます。[25]

自殺企図と自殺を意図しない自傷行為はいずれも自己破壊的ですが、当人の心のなかでこの両者は別ものであり、意図と方法の点で明確に異なっているものです。これら2つのタイプの行動の医学的致命率は、誤った集計や致命率を見積もる際の認知の歪みのために、同じ程度になるかもしれません。スタンレー(Stanley)ら[26]は、自己切傷と自殺企図の両方を行うＢＰＤの人が自分が助かる可能性をより高く、死に至る危険性をより低く考えており、自分の自殺企図の致命率を実際よりも低くとらえる傾向があることを明らかにしました。したがって、過去に自殺を意図しない自傷行為を行った経験によって自殺の意図をあいまいにしか感じられない場合でも、それらの自殺企図の医学的致命率が必ずしも低いわけではないのです。BPDの場合、たいてい薬物の過剰服用という方法で自殺企図が行われます[26]。過剰服用はそれよりも危険な方法があり、致命率が低いと受けとめられやすいものですが、死ぬ意図が乏しいということを意味しているとは限りません。自殺既遂症例の自殺の方法の選択、意図、性別の調査から、自殺を図る女性は男性と比べてあまり過激でない方法を用いるけれども(男性は銃や首吊りを、女性は薬の過剰服用や一酸化炭素中毒を多く用います)、その意図には違いはないことが明らかにされています[4]。

自殺を意図しない自傷行為で通常みられるのは、皮膚の切傷(多くの場合腕の内側)、皮膚の火傷(腕、脚、腹部)です。自分を打つ、頭を強打する、自焼、自分を噛む、髪を抜く、皮膚をつねる、といった行動も一般的です。シェアラ[23](Shearer)の自傷行為の現象についての調査では、BPDの入院患者が行う自殺を意図しない自傷行為で最も頻繁なのが皮膚の浅い切傷、またはひっかき(80パーセント)、そして自ら打つこと(24パーセント)、火傷(20パーセント)、頭の強打(15パーセント)だと報告されています。

自傷行為：その理由とプラスの作用

一般に、自殺を意図しない自傷行為は人びとの関心を集めるため、人を操作するために行われるものだと信じられています。しかしながら、臨床経験でも実証的研究でもこのような考え方に異論がとなえられています。自殺を意図しない自傷行為は通常きわめてプライベートな行動です。それらは否認され、隠されることがしばしばです。自傷行為を行う人は自分の自傷行為を深く恥じていることがよくあります。シェアラとブロドスキー（Brodsky）[23]らのそれぞれ独自の報告によると、BPDの入院患者のおよそ50パーセントが自分の自傷の事実を隠し、誰にもそれを知られないようにしているといいます。また、スエモト（Suyemoto）[30]は、実際に自己切傷を図る前にはほとんど必ず他者からの孤立がみられると報告しています。

自殺を意図しない自傷行為は通常きわめてプライベートな行動です。それらは否認され、隠されることがしばしばです。自傷行為を行う人は自分の自傷行為を深く恥じていることがよくあります。

それでもやはり、自傷行為を図られると人は、相手が自分を操作しようとしていると感じるものです。自傷行為は実際、人びとの強い関心を集めます。自傷行為を図った意図とその影響を区別することが重要です。スエモト[30]は、自己切傷を図る人は自分の感情に圧倒されたように感じ、自分が他者にどのような影響を与えているのか気づいていないことが多いと記しています。しかしながら、自己切傷を行うことで結果的に人びとの注目が集まると、たとえその行動がもともと感情の統制を目的としたものであっても、結果的に得られる関心を望ましいと考えるようになって、それによって自傷行為がやめられなくなることはありえます。以下は、患者からしばしば報告される自傷行為のプラスの作用です：

1. 感情統制。自殺を意図しない自傷行為を図ると、通常極度のストレス、不安、怒り、罪悪感、もしくは羞恥心として経験されている感情の緊張がほぐれて気分が良くなるように感じられます。[6]
2. 注意をそらすこと。自傷行為は精神的苦痛から気持ちを紛らわすものとして用いられることがあります。過食症およびそれに伴う儀式や自己陶酔に類似した体験として人は自傷行為に没頭します。それゆえ自傷行為は魅力的で、苦痛に満ちた感情や出来事から気持ちを紛らわしてくれる活動となるのです。
3. 自己懲罰。ガンダーソンとリドルフィ[12]（Ridolfi）は、臨床経験から、自己切傷はたいていい自己懲罰として機能すると報告しました。そしてそれは「激しい羞恥心、後悔、さらに自分が悪くて疎外されているという確信を伴うはっきりと言語化されていない耐え難い状態からの救いとなる」（63頁）のです。

4．精神的苦しみの具体的な確認。これはほとんど患者自身にとって意味があるだけで、他の人びとには何の意味もないことです。これらの患者にとって、目に見える証拠もないのに、自分がひどく恐ろしく感じているということは信じ難いことなのです。リネハン[16]は、自分の反応が過剰なだけであり、そんな風に感じてはいけないのだと考えるBPD患者に起こる自己の無効化の過程について説明しています。そのような人びとにとって皮膚の傷跡やあざは自分の精神状態を具体的に証明するものとなるのです。

5．感情を制御すること。BPDの人は感情を統制することが非常に困難であり、そのため自分がコントロールできなくなると感じることがたびたびあります。彼らは自傷をすると、出来事や感情を制御できていると感じます。彼らは自分自身を傷つけることで自分の力の及ばない他者の行動や外的な出来事から生じる苦痛を制御しようとします[5]。

6．感覚麻痺と離人感の緩和：ファバッツァ[5]（Favazza）はこの働きを「現実回帰」と呼びます。多くのBPDの人は、混乱を生じる出来事、対人関係、感情に対応する際に強い苦痛を感じます。このような感情が圧倒的になり、「感情的に過剰な負担」の感覚を抱くようになると考えられます。

このような状態に留まるのはとてもつらいことであり、その結果、患者は感覚麻痺と離人感の状態へと陥るかもしれません。しかし、このような状態もやはり人を当惑させるものであり、なかなか抜け出しがたいものです。自傷行為はこのような感覚麻痺を緩和させてくれる数少ない行動の1つです。

7．怒りのはけ口。自分を傷つけることで怒りの感情を行動に移したとしても、他人に向けて怒りをあらわにするよりも安全で、罪悪感を生じることが少ないと感じられます。[5]

自殺を意図しない自傷にはどのようなプラスの側面があるのでしょうか。ＢＰＤの入院患者の研究[23]では自殺を意図しない自傷行為のプラスの側面としては次のものが報告されています。それらは圧倒的な感情的なつらさを具体的なつらさに代えるため（59パーセント）、自分を罰するため（49パーセント）、不安と絶望感を和らげるため（39パーセント）、感情を制御できていると感じるため（22パーセント）、怒りを表出するため（22パーセント）、感覚麻痺や現実との接点を失った感覚に陥ったとき何らかの感覚を得るため（20パーセント）、他者に助けを求めるため（17パーセント）、嫌な記憶を消し去るため（15パーセント）、でした。

自傷行為という体験

自傷に至るパターンには典型的なものがあります。精神的な動揺をさそう外的な出来事が引き金となります。ガンダーソンとリドルフィ[12]、スエモト[30]、ラス[20]（Russ）は、対象からの別離や見捨てられることによる対人関係における喪失の体験が、それが現実のものであろうと想像上のものであろうと、必ずといっていいほど自傷の引き金となる、と主張しています。その引き金に続くのがその出来事の解釈（認知）の過程です。そこでは通常、自責の念や自己非難が生じています。感情が強まり、判断力を鈍らせ、すべての力が奪われたと感じて統制が失われて、自傷行為がおきます。スエモト[30]は、圧倒的な強さの感情が、常にというわけではないものの多くの場合、解離の反応を起こして、激しいつらさを感じていたものが一転して感覚麻痺に陥ると述べています。辛さも感覚麻痺もまず耐え難い内的なプレッシャーの高まりとして経験されます。自傷行為を行うことによって、すぐさまそのプレッシャーからの解放感[10]および感情のバランスの復活が生じます。

対象からの別離や見捨てられることによる対人関係における喪失の体験が、それが現実のものであろうと想像上のものであろうと、必ずといっていいほど自傷の引き金となります。

何が解放感をもたらしているかは、正確にはわかっていません。痛みを感じ始めると自傷行為をやめる、と報告する人もいます。また、血を目にすると、これで緊張が解放された、悪い感情から「解き放たれた」かのように感じて、それで自傷行為がとまるという人もいます。ライベンルフト（Leibenluft）[15]らは、自傷が不快状態の緩和に著しく効果的であると主張します。この解放感は、自己懲罰による罪悪感の解放など心理的要素と関係がありますが、ライベンルフトとその同僚たちは、別の痛み刺激を与えることでひとつのタイプの痛みを解消するといった生理学的メカニズムが考えられると述べています。彼らはまた、自傷行為がエンドルフィンなどの痛みを緩和する生化学物質の放出を促すのではないかとも考えています。スタンレーら[27]による研究では自傷患者の脳脊髄液内の脳内麻薬物質濃度に変化が認められるというこの仮説を支持する所見が認められています。

認知と認知的要因

自傷行為のプラスの作用は、感情的経験に伴う患者の認知に大きく影響されます。自傷行為を行う人は、しばしば自傷行為に良い点があると信じ込んでいることがあります。リネハン[16]はこれを「神話」と呼び、ベック[2]（Beck）は「歪んだ認知」と名づけています。たとえば、ＢＰＤの人はしばしば、感情的苦痛は自分の手に負えないけれども身体的苦痛ならまだ耐えられると思い込んでいます。彼らは、否定的な感情を自分のなかから駆逐することができると信じて、耐え難い精神状態からただちに解放されるために自分ができる方法は自傷しかないとも考えています。どこからともなく現れるか、さもなければ自分にはまったく制御できないと感じる（必ずしも常にこの知覚が正しいわけではない）出来事が引き金となって起こる統制できない感情に身を任せてしまっても、自分の身体を傷つけることによって自分をコントロールできると信じています。自傷行為を怒りの表現として用いている人にとっては、怒りを表出するよりも自分を傷つけるほうが良いことであり、怒りの感情を他人、特に自分が心にかけている人びとに向けて表現するのは「悪い」ことなのです。自分を罰することを必要とする人は、自分が苦しんで然るべきであると信じています。このような信念の存在を実証し、それがどのようにして自傷行為の一因となるのかを理解するために、さらなる研究が求められます。

BPDの人はしばしば、感情的苦痛は自分の手に負えないけれども身体的苦痛ならまだ耐えられると思い込んでいます。

解離、自傷行為、痛みの経験

自傷を図るBPDの人は、自傷の際に痛みを経験するかどうかでふたつのグループに分類されるとする報告があります[14、21]。ラスら[21]によると、自傷行為の最中に傷みを経験しない人は重度のうつ症状、不安、衝動性、離人感、心的外傷症状、過去の自殺企図の回数、性的虐待の経験の多さに特徴づけられ、障害が重いと考えられます。また、ケンパーマン（Kemperman）ら[14]の報告では、BPDの女性患者で自傷行為の最中に傷みを感じない人は、不快な熱刺激を識別する能力が低いことが明らかにされました。ケンパーマンらは、自傷行為における無痛感覚が神経感覚的要因と心理的要因の両方に関連があると結論しています。

神経生物学的要因と神経認知的要因

脳内麻薬物質の役割とセロトニン機能に関する神経生物学的研究では、これらが自殺の意図のある自傷行為、自殺の意図のない自傷行為の双方において何らかの役割をはたしている可能性が示されています。[32] セロトニンはこれまでずっと自殺、自殺企図、衝動性、攻撃性に関与しているといわれてきました。自殺企図者においてセロトニン機能が低下し、衝動性と攻撃性が高まっていることは知られていましたが、このことが実際の自傷経験にどのように影響するのかについては明確ではありません。現在、セロトニン濃度の低下と衝動性および自傷に影響を与える認知プロセスの間の関係についての神経心理学的研究が進められています。たとえば、ケイルプ（Keilp）[13] らは、実行機能の障害を、それが典型的に認められる重度のうつ病患者のほかに致命率の高い自殺を以前に試みたことがあるうつ状態の患者にも認めています。

自傷行為における神経内分泌的機能に関して、サチセ（Sachsse）[22] らは、自己切傷のエピソードがストレスに反応する神経内分泌系の過剰活動に反応して起こり、それによって、コルチゾルの分泌が高まったというドイツの症例を報告しています。これらの所見は、感情的な覚醒度が亢進すると、それに反応して自己切傷が起きるという臨床で観察される現象を生物学的に説明するものです。

スタンレーら[27]は、脳内麻薬物質の濃度が自傷行為を行う人の脳脊髄液で変化していることを明らかにしました。この結果から、自傷行為を図る人の痛みの知覚もしくは痛みの調整に何らかの重大な障害が起きていることがうかがえます。これらの結果をまとめると、すべての形の自傷行為に生物学的基盤があるといえるでしょう。

自殺関連行動の伝統的モデル

これまでの精神科医が自殺関連行動の原因について教育されてきたこと、メディアが自殺そして自殺企図に到る思考や行動のパターンを描いてきたことが自殺の可能性のあるＢＰＤの人の場合には必ずしもあてはまるわけではありません。臨床家や一般の人びとの多くは、自殺をするのはどのような人か、どのようなことが自殺の原因となるのか、といった自殺行動についてモデルをもっています。それは自殺の最も重要な一因であるうつ病を基盤とする概念としているモデルです。これでは、うつ病に陥った人はしばらく落ち込んだ気分、絶望、ひきこもり、孤立の期間を経験するとされます。多くの場合、このようなうつ病には何らかの形の心理社会的ストレス、たいてい重大な喪失体験が前駆します。うつ病の最も重症な時期には、患者は人生を生きるに値しないと感じて自殺企図に走ります。自殺企図の後、その試みが「成功」しないと（すなわち、死に到らなかった場合)、動揺が生じるのが通例です。

> うつ病を基盤とした自殺行動のモデルは、ＢＰＤの人びとによる自殺企図にはよくあてはまりません。

このような伝統的な自殺行動のモデルは、ＢＰＤの人びとによる自殺企図にはよくあてはまりません。ＢＰＤの人の臨床像のもう１つ混乱を招く一因は、ＢＰＤの人がしばしば、自傷行為のエピソードを語るのと同じようなものとして自殺企図について説明することです。ＢＰＤの人の自殺企図の多くは、自傷のエピソードと同様に表現されます。彼らの自殺企図は、その後に、本人が気分が良くなったと感じる傾向があることから、自傷行為と同様の感情統制機能を担っていると考えられます。

次に２つの症例を紹介したいと思います。これらは自殺行動についての伝統的な理解がＢＰＤの人の多くの自殺状況を説明するのにどれほど不適切であるかを示しています。

症例1

22歳の独身のラテンアメリカ系女性CBは、怒り、不安、罪悪感といった感情に対処するために自殺の意図のない自傷行為を行います。彼女はボーイフレンド、もしくは重要な人物に対して怒りを感じると、そのように怒りを感じた自分に罪悪感を覚え、さらに耐え難い自己嫌悪が生じます。そうなると彼女は身体的な痛みを感じればこれらの感情から気持ちをそらせるのではないかと考えて、自分の皮膚をつねり始めます。血が出るまで激しく皮膚を引っかくこともありました。そうすることにより、辛い感情からの解放感が得られるのです。この解放感は「コントロールが戻ってきた」感覚として経験されます。CBは自殺を意図しない自傷行為と異なる2回の致命率の低い自殺企図をしたことがあります。これらはそれぞれ別の機会に行われたものですが、いずれも彼女の父親の命日でした。この日が彼女にとってどれほどつらい日であるかということを、彼女のボーイフレンドが理解してくれなかったため、彼女は彼にひどく腹を立てたのです。彼女は絶望的になり、私の気持ちを彼はまったく理解できないし、父親を失ったことによる耐え難い悲しみに対処するために必要な援助を得られないだろうと感じました。彼女はまた、このように感じるのは何か自分にやましいところがあるからではないかとも感じました。このように考えて、薬を過剰に服用して自殺を図ろうとしたのです。この2回の時に、彼女は10錠ほどの薬を飲むと（致命的な量ではありません）、すぐに、彼女は解放感を感じ、自分の状況をコントロールするために少なくとも自分は何かをしたという気持ちになり、死を望む気持ちは消えました。そうして彼女は眠りにつき、目覚めたときには随分と気分が良くなっていました。薬を過剰に服用したことの悪い影響は残っていませんでした。

症　例2

35歳の白人の独身女性ＲＪは、13歳以来それまでにおよそ20回の自殺企図を繰り返してきました。そのうち少なくとも15回は入院治療が必要でした。ＲＪは、これらの自殺企図が慢性的な自殺念慮と同時に圧倒的な強さの感情に何とか対処し、耐え難い現実を直視することや責任をとることを避ける手段だったと説明しています。彼女の自殺企図の多くには、うつ病の症状が伴われていませんでした。ＲＪが最近自殺を試みたのは、普通の気分の状態で安定した時期だったといいます。ＲＪによれば、気分は良かったのだが、2、3それぞれ別の問題をめぐってボーイフレンドに腹が立ったのだといいます。ＲＪは直接人と関係するのが苦手で、自分の感情を経験する、もしくはそれを表現することに自信がなかったので、ボーイフレンドとの対立を避けたのでした。しかし、彼女は彼の態度についてしばらく考えていると、それが彼女が避けようとしていた感情の火に油を注ぐことになりました。ＲＪは、怒りの感情が圧倒的なものとなり、すぐにそれが恐怖と不安へと変わったと述べています。彼女はよく考えもせず、自分の惨めな状態から逃れようと半狂乱になって、処方されていた薬を次々に飲み始めました。かなりの数の錠剤を飲んだ後、ＲＪは「危機を乗り越えた」ことに気づいたといいます。そして職場の上司、友人、治療者に電話をかけ、自分が困った状態にいることを告げました。その後彼女は意識を失いました。すぐに救急車が到着し、彼女は治療を受けるため病院へ運ばれました。この自殺企図の後、他の場合でもそうでしたが、ＲＪは元気が良く、集中力があり、不安が少なくなったように見えました。彼女自身、自分を変えようという意欲が強まり、進んで目標を設定したい気持ちになったと述べ、日常生活にも改善があらわれました。さらにＲＪは、自分を愛する人びとに迷惑をかけてしまったと感じて、あのような行動を起こしたことを後悔していると述べています。彼女によれば、このような感情が、それまで自分が抱いていた怒りに代わったのだといいます。同様に、ＲＪが愛している人たちは彼女の気持ちに関心をもち、彼女を気遣って、理解しているようでした。彼女は他人に対して以前よりも親しみを感じるようになり、恐怖心や孤独感が減ったといいます。その後１カ月間という短い期間でしたが、ＲＪは自分の精神生活を安定した楽しいものと感じることができました。

症例についての考察

うつ病に認められる自殺関連行動の伝統的モデルは、先の症例で示されたふたりの自殺関連行動には明らかにあてはまりません。このモデルを適用しようとすると、臨床家はこのふたりにおける自殺行動が果たす感情統制機能を見逃してしまうことになるでしょう。先にも述べたように、このようにＢＰＤの人は自殺を図るとその後気分が良くなったように感じることから、この試みは純粋な自殺企図ではなく、もっぱら自殺を図ることによって他者から世話してもらうとか他者を操作しようという意図から行われたものにすぎないという誤った結論を導く恐れがあります。特に自殺を図った後で、著しく気分が改善した場合などにこのような結論が引き出されがちです。ＢＰＤの自殺関連行動については、そのリスクと管理方法を正確に判断するために別のモデルを編み出す必要があるでしょう。

ＢＰＤの自傷行為と自殺関連行動の自己統制モデル

ＢＰＤの人はなぜ自殺を試みたり、自殺の意図なしに自傷行為を行うのでしょうか。この質問に答えるためには、「境界性」であることが日常生活においてどのような経験であるのかということを理解することが重要です。ＢＰＤの人は圧倒的な自分が悪いという感覚が自分のなかに充満して、それに対抗するには絶えず努力していなければならないのです。そして自分の感情にもてあそばれているような気持ちに駆られています。自分が自分の感情を制御しているのではなく、自分のほうが感情に制御されているような感覚に襲われます。自分には価値がない、ダメだ、という深い感覚がこみ上げてきて、失望と拒絶に耐えられなくなってしまうのです。彼らはその心理状態を自覚し、それを受け入れるのが極めて苦手なのです。自分自身の反応に対して非常に批判的で、それをよいものとして捉えようとしません。感情的に自然に反応することは、正しくない、悪い、愚か、間違っている、ひどい、不自然、と感じます。このような感じ方から自己の無効化と自己批判が生じることになるのです。

ザナリーニ(Zanarini)[33]らは、ＢＰＤの人が経験する不快な気分状態について説明しています。他のパーソナリティ障害の人と比較すると、ＢＰＤの人の場合、自分を感情的に圧倒されている、価値のないものと感じる、ひどく腹が立つ、虚しく、見捨てられている、および裏切られている、怒り狂っている、といった気持ちですごす時間の割合がはるかに高いのです。認知的にもＢＰＤの人は誤解されている、誰も自分のことを気にかけてくれない、自分を悪いと感じる、自殺について考える、自分は邪悪だ、小さな子どものよう、自分はどこか欠けていると感じてすごしている時間の割合が大きいとされています。

ライベンルフト[15]は、ＢＰＤの人が対人関係のストレスによって自傷行為を発生させる過程におけるいくつかの要因を指摘しています。彼らは、これらの人びとが経験する不快感には早期の発達段階にみられるような原始的な性質がみとめられると考えています。不快感という感情を認識し、言語的に表現する能力が、おそらく早期の外傷体験によって認知の発達が停滞しているせいで、欠如しているか未発達なのです。

このような経験、感情、信念は極端な自己嫌悪などの自分が悪いという感覚に通じてゆきます。これらの人びとは自己価値を維持するのが非常に困難で、そのため自分の価値を認識してもらうために強く他者に頼ろうとします。彼らの感情はひどく統制を欠いているので、彼らにとって動揺や失望は耐え難いものになります。しかも自己の価値の確認を他者に頼っているため、対人関係の問題には特に激しく動揺することになります。したがって、自分は悪いという感覚が広がり極端な自己嫌悪に陥るうえに、外的な要因に頼らないと維持できない自己価値の脆い状態であることが加わって、彼らは対人関係に容易に失望して、さらにそれを自分の脆い自己評価に対する攻撃として感じるという弱さを示すのです。彼らは、自分を動揺させた原因と自分自身の両方に対して制御されない怒りを発して、半狂乱になります。このような自分が悪いという感情、自分に対する怒り、自分の弱さに対する自己非難が自殺や自傷行為につながってゆくのです。

自己統制モデルでは、ＢＰＤにおける自傷行為と自殺関連行動に次のふたつのプラスの作用があると考えられます。それは、（1）自分に身体的な傷をつけることと（2）自己、特に感情を統制し、心の平衡と幸福の感覚を回復することです。このモデルでは、患者がさまざまな耐え難い感情、思考、感情を制御されないものとして経験することが想定されています。このような状態にはしばしば、これほどまでにコントロールを失っていることに対する自己非難が伴われています。これは極めて惨めな状態であり、たとえほんの数時間しか続かなくても永遠に終わらないかのように感じられます。このような状態に反応して、人はこのような気持ちを変えるために何かしなくてはならないと感じます。何か行動しなくてはという強い欲求が高まり、それが妥当な解決策と感じられるようになります。その結果、自殺企図や自傷行為のエピソードが生じるのです。このようなエピソードの後には、コントロールや精神的平衡を取り戻せたという感覚が生じます。こうして、この行動によって感情統制機能を回復することができるようになるのです。このことを考えると、なぜBPDの人が自傷行為のエピソードや自殺企図の後で気分が良くなるのが説明できるでしょう。そのようなエピソードの後に入院しても、役に立たないこともこれによって理解できるでしょう。

入院させるべきかどうかを決める際に、臨床家は自殺の危険性を重くとらえることと、患者自身が慢性的な自殺念慮を耐え抜く能力を高めていくこととのバランスをとることが必要になります。

私たちの新しいモデルは、現在深まりつつあるBPDの主観的体験とBPDの自傷行為についての理解に基づいています。BPDの人たちの自傷行為に効果的な対処、管理を行うためには、このような新しい理解が必要です。その治療では2つの臨床的課題に取り組むことになります。(1)自傷行為を減らすことと、(2)入院の必要性の判断を含む危険性の評価です。

自傷行為を減らすこと

私たちのモデルは、自殺の意図がある場合とない場合とを含めた自傷行為に対する患者の主観的体験を包括的に評価し、その情報を患者に伝えていくことで自傷行為を減らしていくために使うことが可能です。その際には、自殺関連行動の次のような側面が評価されることになります。

1．自傷行為のプラスの作用。体験の本人による自殺を意図しない自傷行為の目的や働きがもっぱら人を操作し、関心を引こうとするものと考えるのではなく、感情統制、自己懲罰、および自己確認といったこれまでに述べた自殺意図のある場合やない場合の自傷行為のさまざまなプラスの作用についての微妙なニュアンスの違いを考慮して理解を深めていきます。自殺関連行動のプラスの作用に対する自覚が高まれば、私たちは、これらの目標の達成を目指すもっと上手な別の方法の開発に取り組むことができるようになるでしょう。

2．過去の自殺関連行動の意図。過去の自殺関連行動の評価によって自傷行為における死ぬ意図の有無の判断が行われます。この意図は、ただ本人の置かれた状態、自傷行為の医学的致命率や対人関係におよぼす影響だけから推論するわけではありません。患者と臨床家は協力して、たとえ客観的状況がそれに矛盾しているように思えても、患者の主観的な報告によって患者の意図を確認してゆかなくてはなりません。

3．自傷行為の原因となる認知と認知過程。先に示したように（「認知と認知的要因」参照）、患者は、しばしば自傷を発生させる固定化した、もしくは歪んだ信念をもっています。たとえば、自分は感情的なつらさに耐えることができないとか、自分のつらい精神状態に対処する方法は自傷行為しかないといった信念を抱いています。このような信念は、それが認識されると、認知的再構成によって修正することが可能です。臨床家と患者は協力して、どのようにして激しい感情の高まりが外的な出来事についての歪んだ認知や解釈を発生させるのかを、理解していきます。

4．自傷行為の影響。自傷行為を強化するような自傷行為のもたらす影響を知ることによって、臨床家は、自傷行為が永続的に続く理由を理解しやすくなり、その行為の強化のパターンを変えてより適切な行動を促していくための情報を得ることができます。さらに、患者が意図して起こした影響と意図しないで生じた影響を区別することは、患者と臨床家の両方が、本来抱いていた意図と学習されて生じた意図を明確にするのに役立つでしょう。患者は、自分の行動が自分の親しい人びとにどのような影響を及ぼすかということに洞察を深め、そのことが対人関係を改善する契機となるのです。

弁証法的行動療法（DBT）や認知行動療法[1、2]（CBT）など、BPDの自傷行為を減らすのに効果があることが知られている認知行動治療では、これらの原則の多くが組み入れられています。D

ＢＴとＣＢＴは共に自傷行為へと駆り立てる衝動やそれを行動に移すことを促す歪んだ認識を特定し、修正することを試みます。ＤＢＴでは、この非適応的行動を強化する自傷行為のもたらす影響を認識することが重視されます。ＤＢＴでは、患者の感情や経験を有効なものとみとめる有効化と価値判断をしない介入を重ねることによって、感情の統制機能の強化（自傷行為に一般的にみられるプラスの作用）と自己非難の緩和も目標とされます。ＤＢＴとＣＢＴを両方ともＢＰＤに適用していく場合には、自傷行為の主観的経験に対する包括的な分析が治療介入に組み込まれます。

危険性の評価と入院の必要性の判断

入院させるべきかどうかを決める際に、臨床家は、自殺の危険を重くとらえることと、患者自身が慢性的な自殺念慮を耐え抜く能力を高めていくこととのバランスをとることがしばしば必要になります。どのような場合に自殺の危険のために入院が必要かを判断するという難しい課題においても、自傷行為を示す患者の主観的経験を包括的に評価していくことが有効です。

先にも述べましたが、慢性的自殺念慮と自殺を意図しない自傷行為がしばしば認められると、臨床家や患者の身近にいる人びとは患者の自傷を周囲の関心を求めてのことと（当人にその意図があるかないかに関わらず）受けとめてしまいがちだということもあり、危険に対する感覚が鈍ってしまう恐れがあります。自殺の意図のある自傷行為と自殺を意図しない自傷行為の区別は、多くの場合、患者自身がそれを明確に区別できるものであり、臨床家と患者にとって実際の自殺の危険性を認識するために大切な情報となります。さらに、自傷行為のさまざまなプラスの作用をよく理解して、自傷行為の意図をもっぱら対人関係に向けられたものではなく、ＢＰＤの人が日々体験している精神的つらさを自覚するためのものと考えることによって、患者の援助をする人びとが疲れ果ててバーンアウトし（燃えつき）てしまい、自殺の危険性を認識しそこなうことを減らせるでしょう。

他方、慢性的な自殺念慮と自殺を意図しない自傷行為によって、避けることができたかもしれない入院治療が繰り返され、そのせいで個人の機能や能力が著しく障害されることがあります。私たちはこれまで、ＢＰＤにおける自殺念慮と自傷行為は必ずしも死にたいという強い意図から生じたものではなく、むしろ耐え難い精神的状態を乗り切り、そこから解放をされたいという死に物狂いの願望から生まれたものだと述べてきました。いいかえれば、それはこの世に生き続けるための努力なのです。外来治療でこのような解放を求める気持ちを認め、この精神状態に安全に対処していけるよう支援することができれば、頻回の入院を行わなければならない事態を回避できるのです。

ガンダーソンとリドルフィ[12]は、必要のない入院を度々繰り返した結果、患者が入院することによってしか自分のつらさを認めてもらえないのだと考えるようになり、臨床家が入院は必要ないと考えているときでさえ、入院を必要とするような振る舞いをみせるようになるという理解を提示しています。ガンダーソンとリドルフィは、臨床家が入院に同意するとしても、実際は患者が入院に対して抱いている意味を変えていくことに重点をおくという「上辺でだけ入院希望を受けとめる」治療原則を提唱しています。しかし、もしも治療が必要だとしたら、自殺企図を起こすような極端な苦しみを味わっているごく短い時期だけに限定して行うのがよいでしょう。このような例では、入院によって自殺企図を阻止することができますし、患者が感情的に落ち着くまで耐えることを援助することができるでしょう。

今後の研究

私たちが提唱する自己統制モデルは、うつ病やその他の精神障害に対して提唱されているモデルとは異なるものです。それは、自殺の意図のある、および自殺意図のない自傷行為における感情や、認知の主観的体験や、生理的体験の包括的理解に基づいています。このモデルの発達とその有効性を検証するために必要な研究は、たとえば、ＢＰＤの人とうつ病の人で自殺企図にどのような違いがあるのかを、実証的に調査していくことでしょう。特に、ＢＰＤの人とうつ病で自殺を試みた人の自殺の意図を評価し比較していくことです。私たちは、ＢＰＤで自殺を試みた人のほうが、自殺の意図が両価的であり、自殺企図のたびごとにその意図が変化しているだろうと予測します。その他の比較すべき点は、自殺を試みた理由、医学的致命率、生涯に自殺を試みた回数、自殺を試みた時の抑うつ気分の程度、自殺企図の環境的なきっかけ、初回の自殺企図を行ったときの年齢などです。

自傷行為の現象を詳細に記述する研究が必要です。さらに、自傷行為において神経認知過程と神経生物学が果たす役割に対して理解を深めていくための研究が求められます。これには、歪んだ考え方がどのようにして自傷行為を発生させるのか、感情面の覚醒度が自傷行為を生じる認知にどのように影響を与えるのかを研究していくことが含められるでしょう。その他、研究が必要な分野としては、ＢＰＤの人の感情的および生理学的な苦しみ、そしてそこからの解放という経験に対する理解を深めることが挙げられるでしょう。

家族が知っておくべきこと

本章の主要なメッセージ

・多くのＢＰＤの人には、自殺の意図のない自傷行為（自分に対して危害を与えること）、自殺念慮、自殺をするといって周囲の人びとを脅す行動がみられます。そのために家族メンバーや治療者にとって、実際の自殺の危険性の予測は難しくなります。

・自傷行為のすべて（皮膚の浅い切傷、火傷、頭を壁に強打する、髪の毛を抜く、皮膚をつねる）に自殺の意図があると考えて過剰な反応をしないことが重要です。ＢＰＤの人の心のなかでは通常、自殺企図と自殺を意図しない自傷行為はまったく別のものです。
・同時に、ＢＰＤの人における自殺の危険性を過小評価しないことも重要です。自己切傷（皮膚の切傷や火傷）はそれ自体が自殺の危険要因です。自己切傷を行う人は、その55～85パーセントが少なくとも１回の自殺企図を行っています。
・生涯にわたりＢＰＤの人が自殺によって死に至る危険性はだいたい９～10パーセントです。
・ＢＰＤの場合、他者を操作し、他者の関心を集めるために自傷行為をするというよりも、むしろこのような行動を恥じ、他者の目から隠そうとすることが多くみられます。
・ＢＰＤの人が、自傷へと至るきっかけとして最も多いのは、別離または見捨てられたことによって現実に対人関係を失ったこと、もしくは失ったと想像したことです。
・自傷行為のプラスの作用として考えられることのなかには、それによりＢＰＤの人は実際に精神的緊張を和らげることができる、感情的つらさから気持ちをそらす、精神的苦しみを具体的で目に見えるものとする、怒りの感情を行動にする、といったことがあります。いいかえれば、自傷行為は、統制できない感情をコントロールすることに役立つということです。
・ＢＰＤで自傷行為を行う人の多くは、このような行為によって、その後ただちに精神的プレッシャーから解放された気持ちになると報告します。

・自己統制モデルでは、自殺関連行動と自傷行為には2つのプラスの作用があると想定されます。それらは身体的に自分を傷つけることと、それによって感情を統制するということです。

・自殺企図や自傷行為を起こしかねない極度のストレスが続いている時期には、入院治療によってそのような行動を阻止し、感情が落ち着くまでBPDの人が耐えられるよう援助することができます。

本章のキーワード

解離：自分自身の身体または思考が自分から分離している病的状態
感情統制：自分の感情を統制すること
自殺関連行動：自殺の意図がある、なしにかかわらず、結果的に死に至らなかったあらゆる自傷行為を意味する用語
自殺念慮：生きていたくないと願うこと、もしくは自殺を図ろうと考えること
実行機能：自分の思考を組み立てていく能力と問題を解決する能力
実証的研究：証拠、データ、または経験に基づいている研究

神経内分泌系：脳内のホルモン調節システム。精神障害のなかにはこれらのホルモンの活動が過剰もしくは低下するものがある

セロトニン：感情（気分）症状や衝動的行動を制御する神経伝達物質（脳内化学物質）

（感情）統制不全：感情や行動を統制または制御できないこと

脳内麻薬物質：体内にみとめられる痛みのコントロールを助けるエンドルフィンといった物質。麻薬に類似した作用をもつ

無効化：感情や思考、経験の意味を有効なものとみとめないこと

有効化：患者の感情や思考、経験を有効なものとみとめること

離人感：病的な非現実の感覚のこと

第4章

境界性パーソナリティ障害における薬物療法

ポール・H・ソロフ（Paul H. Soloff, M.D.）

パーソナリティ障害は、生物学的要因と生育環境の中で学習された要因の相互作用の結果、知覚、認知、感情、行動の領域の異常が生じる複雑な症候群だと考えられています。通例、パーソナリティの学習によって形成された側面を性格特性と呼びます。態度、価値観、道徳、周囲に対する期待といった特性は文化、社会、家族、対人関係によって決定されている面があり、他方、パーソナリティの遺伝的もしくは先天的に規定されている生物学的病因に関わると考えられる側面は一般に気質と呼ばれます。

パーソナリティの成り立ちは、相反する用語、「気質 対 性格」「学習された側面 対 遺伝的な側面」もしくは「生まれ 対 育ち」といった対立する要因から論議されることが多いのですが、パーソナリティの諸側面はすべて発達の過程と密接に関連していると考えることが重要です。たとえば、衝動的もしくは攻撃的な気質をもっている子どもは、回避的もしくは恥ずかしがり屋の気質の子どもとは異なる方法で世界と関わり、その経験によって周囲に対する態度や期待、対人関係を形成してゆくでしょう。同様に、養育のなかで示される家族の態度、価値観、期待も、本人の気質上の衝動性や攻撃性がどのように表現されるかを決定するでしょう。

衝動的もしくは攻撃的な気質をもっている子どもは、回避的もしくは恥ずかしがり屋の気質の子どもとは異なる方法で世界と関わり、その経験によって周囲に対する態度や期待、対人関係を形成してゆくでしょう。

外傷体験や喪失などの人生におけるつらい出来事を学習された経験と考えることは可能ですが、これらの出来事は発達期の脳、そしてさらに気質に病理的影響をおよぼす可能性があります。たとえば、幼い頃に虐待を経験すると、その子どもの脳の神経内分泌系の機能に変化が生じ、それが成人期にも持続するのです。つまり、神経内分泌系（視床下部 - 下垂体 - 副腎系）の反応が持続的に変化してしまうのです。しかもこのような子どもたちは記憶に関わる脳の重要な構造である海馬の大きさがその後も小さくなっています[2、3、11]。幼少期に虐待、特に性的虐待、を経験した境界性パーソナリティ障害（ＢＰＤ）の成人女性は、海馬と扁桃体の容積が小さくなり、さらにセロトニン機能の反応性も低下します[4、9]。扁桃体は感情の制御、特に怒りの制御に重要であり、セロトニン系は感情、衝動、行動の制御と抑制に関わっています。このような発達過程における神経内分泌と神経伝達物質の制御の異常、さらに脳の構造や機能の異常は、行動に重大な影響を及ぼします。

脳の機能に神経伝達物質が果たす役割

衝動性、感情の安定性といった気質的特性は、脳の生化学的信号によって制御されています。これを媒介しているのが神経伝達物質と呼ばれる物質です。神経伝達物質は世界の見方や世界についての考え方、感情体験やその表現の仕方、および自分の行動の制御の仕方といった多くの基本的な脳の機能を制御します。気分や行動の制御は、脳内の特定の神経回路における神経伝達物質の生化学的バランスの影響を受けています。衝動性や感情の不安定性といった気質的特性を制御する神経回路の平衡が生まれながらに、もしくは後天的に失われた場合、それは、適応不全という形で表現されるかもしれません。これらの神経回路における神経伝達物質の特性といくつかの気質的な特性は、薬物の薬理作用に敏感に反応すると考えられています。ＢＰＤの人の場合、衝動的な攻撃、感情不安定、自殺関連行動といった気質上の特性は、治療を必要とする症状として観察されます。

ＢＰＤは１つの症候群であり、単一の疾患ではありません。さまざまな生化学的背景から生じる症状を治療していくためには多くの種類の薬剤が必要となることがあります。

ＢＰＤはパーソナリティ特性とそれに関連する行動の組み合わせによって定義される症候群です。ＢＰＤは医学的に単一の病因を指定できるという意味での独立の疾患ではありません。ＢＰＤを規定する特徴としては、衝動性と感情統制不全とが中心的な生物学的構成要素であると考えられています。また、神経伝達物質の異常を背景とすると考えられる軽度の思考の障害や知覚の障害がみとめられることがあります。ＢＰＤが症候群であることから、その治療に対する薬理学的アプローチはそれぞれの実際の精神症状に対するものである必要があります。薬物療法は、それぞれの感情、衝動性、認識の症状の基礎にある神経伝達物質の異常や、ストレスを受けてそれらの症状を生じる生物学的基盤に向けられたものとなります。

BPDにおける薬物療法の基本原則

BPDに対する薬物療法の標的となる症状は、（1）認知－知覚的症状、（2）感情統制不全、（3）衝動的行動（衝動性）の3つに分類されます。これらのそれぞれの症状は、部分的に神経伝達物質によってつかさどられており、薬理学的治療に反応しうるものと考えられます。BPDは1つの症候群であり、単一の疾患ではありません。さまざまな生化学的背景から生じる症状を治療していくためには多くの種類の薬剤が必要となることがあります。しかし多くの薬剤は、幅広い効果をもち複数の症状に効果を発揮します。たとえば、選択的セロトニン再取り込み阻害薬（SSRI）は衝動的攻撃と抑うつ症状の両方に効果があります。薬剤の投与方法としては、まず1つの薬剤を使い、その効果をあらゆる角度から確認したあとで、第2、第3の薬を導入していくのが良いでしょう。あまりに性急に多くの薬を導入すると、どの薬が効果を発揮しているのかわからなくなり、相互作用や副作用の危険が増大します。効果のない薬はいたずらに使用し続けないですみやかに中止すべきです。

BPDにおける薬物療法は、包括的で多角的な心理社会的治療アプローチの中で補助的なものと位置づけられています。薬物療法では、本来精神療法で対応されるべきBPDの人の混乱した不安定な対人関係に対応できないことを忘れてはなりません。しかしながら、薬剤の賢い使用法によって認知、感情、衝動性の症状から解放されることで、精神療法により効果的に取り組めるようになるということは多くの患者（と治療者）が感じていることです。

薬物療法の研究の限界

薬物療法の治療指針を正しく理解するためには、ＢＰＤに対する薬物療法の研究においてどのような問題点や限界があるのかを理解することが重要です。それは、治療指針のもとになる治療研究の対象となった患者がＢＰＤの典型的な平均的患者ではない場合があるからです。ＢＰＤは大うつ病や気分変調性障害、また（それほど一般的ではありませんが）双極性障害としばしば合併しています。しかし研究試験を行う際にこのような他の精神障害を合併している患者が除外されることが必要です。このような患者を研究に含めると、ＢＰＤの症状に属する慢性的な気分症状や低い自己評価をＢＰＤに重なっている疾患に属する同様の症状から区別するのが難しくなるからです。

研究として行われる治療がどのように医療費の払い戻しを受けるかということも問題となります。治療の費用は、それぞれの構成要素に分けられ、研究対象とされている治療に健康保険で支払われた部分に対して払い戻しが行われます。精神療法は心理士、ソーシャルワーカーなど、有資格の治療者によって行われますが、医学的診断と薬物療法は精神科医が行います。そのため弁証法的行動療法グループに参加しているＢＰＤ患者が治療者と精神科医にそれぞれ別々の状況で面接を行うようなことがあります。

このような研究の治療設定では、通常の治療と比べて精神科医が患者を診察する回数と時間が少なくなることがありえます。薬の効き目を患者の報告だけをもとに判断したのでは正確さが低下するかもしれません。幾つかの研究によると、患者は主観的変化をほとんど報告していない場合でも、専門家の目からはその行動に明らかな改善が認められることがあります。精神科医は医学的評価のたびに患者の症状パターンと行動に生じる臨床的変化を注意深く観察することが重要です。治療の各部分を別々に設定していく場合には、患者が治療者と連絡をとれるようにすること、そしてそれを治療の最初に治療契約の一部として合意しておくことは、効果的な治療を行っていくうえで決定的に重要です。

薬物療法は人の性格を変えるものではありません。精神療法や心理教育などを含む包括的な治療計画の一部とみなされるべきものです。

ＢＰＤにおける薬物療法とその使われ方

本章で述べるＢＰＤに対する薬物療法の治療指針は、現在存在する実証的な研究文献、米国精神医学会[1]の治療ガイドラインワークグループのメンバーとそのアドバイザーの意見、およびＢＰＤを研究してきた私自身の長年の研究から導き出されたものです。薬物療法の管理の指針は、比較的少数の研究にもとづいて作成されているということを理解しておくことが必要です。「ＢＰＤ治療ガイドライン」を執筆した米国精神医学会ワークグループは、ＢＰＤの薬物療法についてわずか40～50の研究報告しか見つからなかったと述べています。これは悲惨なほど不十分なデータベースです。それらの研究知見からＢＰＤにおける薬の効果は中程度のものであり、薬剤では改善しない症状が残ることが通例だということがわかってきました。薬物療法は人の性格を変えるものではありません。精神療法や心理教育などを含む包括的な治療計画の一部とみなされるべきものです。

それでは、以下の節では、ＢＰＤの３つの症状の領域に対してどのような薬物療法が用いられるかを説明していきたいと思います。

●認知 - 知覚的症状

ＢＰＤの認知 - 知覚的症状は、深刻な情緒的ストレスを感じている状況で現れるのが一般的です。これらの症状には、過剰な疑い深さ、関係念慮や妄想的観念、一過性の知覚の異常、短時間の錯覚、幻聴や幻視が含まれます。ＢＰＤの人のなかには離れたところから自分自身をみているように感じる心身離脱の体験（離人感の一種）や自分の周りの世界が現実でないように感じられ、まるで霧や窓を通して世界をみているように感じる体験（脱現実感）、また、奇妙もしくは常軌を逸していると思われるような信念（たとえば、「第六感」や魔術的思考など）といった慢性的な思考の異常がみとめられる患者がいます。神経伝達物質であるドーパミンは、ＢＰＤに見られるいわゆる軽度の思考障害といった精神病症状に近縁の症状の出現と関係があると考えられています。ドーパミンはまた、興奮、焦燥感、怒りに関わるものと考えられています。ドーパミン阻害薬である抗精神病薬は、これらの症状に最初に使用されるべき薬剤です。

〈抗精神病薬〉

ＢＰＤに対する抗精神病薬治療は、広い効果スペクトラムを示し、すべての症状の領域に効果があります。しかし、それは認知症状と知覚症状に対して最も効果的です。抗精神病薬はまた、認知 - 知覚的症状に伴うことの多い怒り、焦燥感、敵意に対しても非常に効果的です。

ＢＰＤに対する抗精神病薬治療は、広い効果スペクトラムを示し、すべての症状の領域に効果があります。

ＢＰＤの治療における抗精神病薬の効果については、他の薬物の効果よりも多くの研究が行われています。これらの研究は、低用量の抗精神病薬を5～24週間にわたり使用した効果を確認するものが大半でした。ひとつの例では抗精神病薬の持続剤の注射による投与を6カ月にわたって続けて、演技性パーソナリティ障害と境界性パーソナリティ障害の患者における慢性的な自殺関連行動に対して効果があったことが示されています。[8] 抗精神病薬は、投与方法にもよりますが数時間から数日間といった短い期間で効果がではじめるので、精神科医は危機の時期のみ短期的にそれを使用することがあります。たとえば、怒りと攻撃性に対して、特に筋肉内注射で投与すると、数時間以内に効果が得られることがあります。

副作用。旧来の抗精神病薬の多くはたとえ低用量であっても好ましくない副作用を生じます。これらの薬の副作用として一般的なものは、パーキンソン病でみられるような筋肉のこわばりや歩みが遅くなり足を引きずるようになる症状、不安症状と間違われやすい体がじっとしていられなくなること（正座不能症）や四肢の震えが挙げられます。さらにさほど一般的でないものには、特に首と目の筋肉に生じやすい不随意の筋肉の持続的な緊張（ジストニア反応）があります。これらの副作用はハロペリドールやチオチキセンといった抗精神病作用の力価の高い薬剤で多く起こると考えられています。これらのふたつの薬剤はＢＰＤ患者においてすでに研究が行われています。またクロルプロマジンやチオリダジンなどの力価の低い抗精神病薬のＢＰＤに対する効果も研究されてきました。これらの薬剤では、過度の鎮静、口の渇き、便秘、起立性低血圧症（起立時における血圧の急激な低下）の副作用が生じることがあります。

〈非定型抗精神病薬〉

副作用のせいで薬物療法を中断してしまうケースが実は多いのです。幸い、最近、非定型抗精神病薬と呼ばれる、副作用が小さく特に低用量なら患者に受け入れやすい新しい抗精神病薬が多数登場しています。オランザピンとリスペリドンはすでにＢＰＤに対する効果が研究されており、オランザピン１日量２・５～10㎎、リスペリドン１日量２・５～４・０㎎がＢＰＤ患者に使われています。オランザピンは食物摂取を慎重にコントロールしていない場合、しばしば体重の増加をきたしますし、軽い鎮静作用があります。また高用量のリスペリドンが使用された場合（１日量６㎎以上）、前に述べた抗精神病薬による筋肉の症状と同じ副作用が生じる可能性があります。

非定型抗精神病薬で特別に考慮すべきものがひとつあります。クロザピンは最初に開発された非定型抗精神病薬であり、おそらくこの種の薬剤のなかでは最も効き目が強いものです。クロザピンは他の抗精神病薬が無効だった場合でも思考や知覚の重度の混乱を改善させうることがわかっています。クロザピンは治療抵抗性統合失調症に最も広く使われていますが、ＢＰＤ患者のなかでは従来の抗精神病薬が有効でない認知‐知覚的症状や衝動的な自己切傷を含む衝動的な行動症状がみられる人に対して使用され、効き目を発揮することがあります。[5] しかしクロザピンは、稀ではありますが、白血球の数を危険なまでに減少させてしまうことがあります。これは生命の危険がある副作用ですので、クロザピンを服用している患者はかならず、特別に注意深く血液検査をくりかえして白血球の数をモニターする必要があります。このような理由から、クロザピンは治療の最後の手段とみなされています。

副作用。旧来の抗精神病薬を長期間使用するとゆっくりとした、リズミカルで、自動的な動きによって特徴づけられる遅発性ジスネジアと呼ばれる持続的な神経学的障害が発生することがあります。現在のところ、新しい非定型抗精神病薬は遅発性ジスキネジアを起さないと考えられています。研究の所見では、たとえ少用量であっても抗精神病薬の長期にわたる使用は問題が大きいとされています。急性期の症状がいったん落ち着けば、徐々に副作用も大きくなってきますので、薬物療法を停止する方がよいかもしれません。抗精神病薬は短期的に、標的症状が収束するまでの期間、通例数週間から数カ月間の期間のみ使用するのが一般的です。臨床家のなかには、怒りを管理するために低用量の抗精神病薬を患者の「怒りに対する薬」として長期にわたって追加的に使用する人もいます。ＢＰＤにおける抗精神病薬の維持療法（訳注：問題の発生を予防するための長期的な投薬）についての研究は現在のところ１つも発表されていません。長期的使用は臨床的判断にゆだねられているの実情です。

感情統制不全の症状

感情統制不全は、気分の著しい反応性または不安定性として出現し、そこから怒り、落ち込み、不安の感情が生じます。ＢＰＤの人の激しく不適切な怒りは特に特徴的であり、この障害の診断基準の１つともなっています。この怒りは極端な場合、かんしゃく、身体的攻撃、器物の破損、自傷行為という形をとります。ＢＰＤ患者の自殺関連行動は抑うつ症状よりも怒りによって生じることがよくあります。[10] 神経伝達物質であるセロトニンの機能が低下していることと関連しているとされる気分の制御の異常によって、拒絶に対して敏感になり、落ち込んで「気分の崩壊」を招くこともあります。ＳＳＲＩなどのセロトニンの機能を高める薬は、脳内のセロトニンの伝達レベルを上げ、これらの症状をやわらげる作用があります。

〈ＳＳＲＩ抗うつ薬〉

ＳＳＲＩ抗うつ薬は、気分の落ち込み、怒り、不安を呈する感情の統制不全に対して最初に使用するべき薬剤です。この薬は衝動的な攻撃性に対しても明らかに効果があり、自傷行動に対しても効果的である場合があります。ＳＳＲＩ抗うつ薬の研究のなかには、ＳＳＲＩによって３つの症状領域のすべてにわたって中等度の効果がみられたことを報告しているものがあります。ＳＳＲＩとそれに類似した抗うつ薬フルオキセチン、サートラリン、ベンラファキシンの効果は、入院患者と外来患者に対する研究で実証されています。これらの薬剤は、うつ病の治療に必要とされるのと同じ量が一般的に処方されており、６～14週間にわたって行われた臨床試験でテストされています。数週間という薬剤の反応がみとめられるのに必要な期間は、うつ病の治療における期間とほぼ同じです。いくつかの研究において、感情統制不全に対するＳＳＲＩ抗うつ薬の効果は、衝動的攻撃性に対する効果と別のものであることが証明されています。衝動的攻撃性に対する効果のほうが、抑うつ気分に対する効果よりもずっと速やかに現れるようです。同様に、この薬の服用をやめると、数日以内に衝動的攻撃性が再燃します。

SSRI抗うつ薬は、気分の落ち込み、怒り、不安を呈する感情統制不全に対して最初に使用するべき薬剤です。

副作用。ＳＳＲＩ抗うつ薬の出現は、うつ病や不安の患者の治療における大きな進歩をもたらしました。重大な副作用がないことから、これらの薬剤は、従来の抗うつ薬（例：三環系抗うつ薬）よりもはるかに患者が受け入れやすく、医師や患者の間で急速に使用されるようになりました。これらの薬剤はまた、過量服用の場合でも危険性がずっと低いという特長があります。副作用の程度は薬剤によって違いがありますが、ＳＳＲＩ薬の種類に共通の副作用としては、一過性の軽い吐き気、口の渇き、便秘または下痢、不眠症または眠気、食欲不振、落ち着きのなさ（正坐不能症）、四肢の震え、発汗の増加などがあります。これらの薬が広く用いられるようになると、医師はさほど一般的ではないもののそれによって服用をやめてしまうことになりかねない困った副作用に気がつくようになりました。それは性的な欲求や行動が減少するという症状です。先に記しましたが、ＳＳＲＩによって、落ち着きのなさ（正坐不能症）が生じることは重要です。これは自殺企図を発生させることがあるので、見落としたり、不安の増加と誤診したりしてはなりません。

あるＳＳＲＩを４～６週間服用しても期待どおりの効果が得られない場合には、次に別の種類のＳＳＲＩを試みることが推奨されます。ＳＳＲＩは副作用が強くはないので、このようにＳＳＲＩを繰り返し試みるやり方は、抑うつ気分に対する治療で広く行われています。研究では、たとえ最初のＳＳＲＩが効果的でなかったとしても、２番目のＳＳＲＩに反応が生じる可能性のあることが示されています。

〈モノアミン酸化酵素阻害薬抗うつ薬〉

モノアミン酸化酵素阻害薬（ＭＡＯＩ）抗うつ薬は、比較的古い種類の薬剤であり、ＳＳＲＩよりも使用方法が難しいものです。ＭＡＯＩ抗うつ薬は、ＳＳＲＩ抗うつ薬と同じくらいの数の対照比較試験［訳注：薬剤の効果を判定するために対照群（その薬剤を用いていない群）とそれを使用した群の患者の変化を比較する形式の研究］においてＢＰＤの感情統制不全に対する効果が実証されています。しかし、ＭＡＯＩ薬の使用には危険が伴うので、これらの抗うつ薬をＢＰＤの感情統制不全に対する第一選択薬として使うことはできません。ＭＡＯＩ抗うつ薬を服用している患者は、チラミンの摂取を避ける食餌療法を厳格に守る必要があります。チラミンを多く摂取すると血圧の上昇を引き起こすからです（ＭＡＯＩ抗うつ薬は、チラミンとそれに関連する物質の正常な代謝を妨げる作用があります）。チラミンを多く含む食べ物には、熟成チーズ、ビール、赤ワイン、酒類、サラミや発酵したソーセージ、牛または鶏のレバー、そら豆、燻製またはピクルスづけにした魚（例：にしん）などがあります。一部の一般薬も服用できなくなります。それらは、ほとんどの鼻づまりの治療薬（例：プシュードエフェドリン、フェニルエフリン）、メペリジン（鎮静剤）がそうですし、従来のいくつかの降圧薬（例：レセルピン、メチルドーパ、グォネチジン）などです。不法に販売されているドラッグはＭＡＯＩ抗うつ薬を服用している患者にとって特に危険です。これらのなかには、アンフェタミン類の「スピード」、「アッパーズ」、コカインがあります。

ＭＡＯＩ抗うつ薬を処方する医師は、患者にこれらの薬剤を服用中に避けるべき食物と薬のリストを示す必要があります。家族もまたこれらの食物と薬についてよく理解していることが不可欠です。

ＭＡＯＩ抗うつ薬は過剰に服用すると、極めて有害です。精神科医は感情統制不全に対する第一選択薬として、ＳＳＲＩ抗うつ薬を考慮するべきですが、ＳＳＲＩ抗うつ薬が効かない場合には、ＭＡＯＩ抗うつ薬を考慮するべきです。ＭＡＯＩ抗うつ薬は、治療抵抗性のうつ病やＢＰＤに多くみられる非定型の抑うつ症状には極めて有効なことが多いのです。適切に用いれば、この薬剤は非常に有用な治療薬となります。ここでもやはり、臨床的な判断が必要となります。なぜならこの種の薬剤の使用には患者と家族の協力が不可欠だからです。

ＭＡＯＩの効果についての研究は5～16週間の期間で行われています。ＭＡＯＩ抗うつ薬を処方する医師は、患者に、これらの薬剤を服用中に避けるべき食物と薬のリストを示す必要があります。家族もまたこれらの食物と薬についてよく理解していることが不可欠です。薬局で薬を購入する際には、薬剤師に、ＭＡＯＩと相互作用を起こす可能性がある薬かどうかをたずねるのがよいでしょう。精神科医は高血圧発作の副作用と、万一そのような症状が起こった際にはどのように対応するべきかについて患者に教育しておかなくてはなりません。血圧が急激に上昇した際には、ニフェジピンといった速効性の降圧薬を服用するとか、救急病院を受診するといった対応が必要となります。

副作用。フェネルジンは最も一般的に精神科治療で使われているMAOI抗うつ薬です。概して、トラニルシプロミンは活動性を向上させる作用が強いのに対して、フェネルジンはしばしば鎮静作用を発揮します。チラミンを含む食物との相互作用とは別に、これらの抗うつ薬には共通の副作用があります。トラニルシプロミンの副作用は、起立性低血圧、めまい（高用量の場合）、過剰な興奮、落ち着きがなくなること、不眠症または眠気、および脱力などです。フェネルジンの副作用としては、起立性低血圧、眠気、疲労、四肢の震え、頭痛、口の渇き、便秘、体重の増加、性行動の障害および浮腫があります。高血圧を生じる危険性の低い新しいMAOIが開発されつつありますが、それらはまだアメリカ合衆国では入手不可能です。

BPD患者に対する抗不安薬の使用を支持する研究はごく少数ですが、この薬剤はBPD患者に広く処方されています。この薬剤は乱用されがちで、依存を形成する可能性があります。

〈抗不安薬〉

ＢＰＤ患者に対する抗不安薬の使用を支持する研究はごくわずかですが、この薬剤はＢＰＤ患者に広く処方されています。アルプラゾラム、ロラゼパム、クロナゼパムなどの薬剤はＢＰＤの急性もしくは慢性の不安にしばしば用いられます。これらの薬剤はベンゾジアゼピン系薬剤であり、乱用されがちで、依存を形成する可能性があります。これらの薬剤の長期使用後に、突然使用を中止すると、けいれん発作などの離脱症状（訳注：依存性薬物の摂取を急にやめると生じる禁断症状のこと）が生じる恐れがあります。アルプラゾラムは半減期（訳注：薬剤が服用後体内で代謝されて血の中の濃度が半分になるまでの時間。薬剤が体内からどれだけ急速に排出されるかの目安になる）がとても短い物質であり、この薬を管理された方法で服用したＢＰＤの外来患者に対する国立精神保健研究所（ＮＩＭＨ）で行われた無作為化対照比較試験の結果では、研究対象となった女性の大半に重篤な脱抑制と問題行動の増加がみとめられました。[6] 自己破壊的行動や他人に向けられた暴力といった脱抑制の行動は、ＢＰＤに対するこれらの薬剤の使用において注意を要する重大な問題です。クロナゼパムは逆に半減期がとても長く、また、おそらく神経伝達物質セロトニンの作用を高める効果があるせいで、例外的な反応を示すのかもしれません。クロナゼパムについては、重症患者の興奮や攻撃性に有効であるという症例報告があります。

現在のところ、依存症を起さないセロトニン系に作用する 抗不安薬であるブスピロン（訳注：この薬剤は日本では発売されていない。類似薬としてセディールがある）のＢＰＤ患者に対する研究は１件も発表されていません。ブスピロンは効果が現れるのが遅く、効果が最大になるまでに数週間かかることがしばしばあります。私の経験では、このような効き目の遅さが早急な症状の緩和を求める患者に好まれない理由であることが多いようです。

〈気分調整薬〉

気分調整薬は、原則的として双極性障害の治療に使用されるものですが、ＢＰＤ患者の感情統制不全の治療にも有効なことがあります。気分調整薬は感情統制不全と衝動的行動の両方に使用されるので、次の衝動的な行動症状の節のなかで詳しく説明しましょう。

衝動的な行動症状

ＢＰＤの衝動的な行動症状には、自己破壊的行動もしくは自分自身、他人、器物に対する衝動的攻撃が含まれます。衝動性は、怒りや喪失、または拒絶されたと感じた状況などでしばしば見られる自殺関連行動の主要な危険要因です。衝動性は浪費、むちゃ食い、薬物の使用、または性行為にふけるといった行動に現れることもあります。ＢＰＤの人のなかには、無謀な運転をして何枚もの違反チケットを切られたり、事故に巻き込まれたりする人もいます。衝動性は、軽はずみな判断をするといった認知的側面に影響を与えているかもしれません。感情と衝動的行動の脱抑制にも、神経伝達物質の生化学的性質（例えば、セロトニンによる神経信号の伝達は衝動と感情の両方のコントロールに関与している可能性があります）に由来する共通性があるのかもしれません。感情統制不全に有効な治療ならば、行動面の症状にも効果が期待できるかもしれません。

〈ＳＳＲＩ抗うつ薬〉

ＳＳＲＩ抗うつ薬は、ＢＰＤ患者における衝動的行動の症状に対する治療の第一選択となる薬です。感情統制不全に対する治療の場合と同様に、複数のＳＳＲＩ抗うつ薬を使用しても効果が不十分な場合には、（衝動的行動にやはり有効と考えられる）ＭＡＯＩ抗うつ薬、そして気分調整薬の使用が検討されることになります。抗うつ薬と気分調整薬を組み合わせることが、これらの重大な問題行動の治療に有効であることは多くの臨床家が気づいています。怒っていて衝動的に暴力に走る可能性のある患者への対応といった早急な効果が必要とされる場合には、期限を限って低用量の抗精神病薬の筋肉内注射を行うことが必要になるかもしれません。

〈気分調整薬〉

行動面の症状に対する治療における気分調整薬の有効性は、成人および青年の入院患者、外来患者を対象に行われたいくつかの研究で実証されています。研究では、これらの薬剤が通常の臨床使用量で、4～6週間にわたり処方されていました。炭酸リチウム、ディバルプレックス、カルバマゼピンといった薬剤の投与量の決定では、双極性障害に対する治療において定められた血液濃度レベルが基準として用いられています。

ディバルプレックスは、双極性障害の治療に広く用いられている抗けいれん作用のある気分調整薬ですが、BPDの不安定な気分や攻撃的行動に対して有効であることが明らかにされました。

炭酸リチウムは治療上安全に用いることのできる血液濃度の範囲が狭く、投与量が大きすぎるとすぐに重大な副作用を引き起こす恐れがあり、過量服用は致命的となりかねません。通常の使用量と血中濃度のレベルで起こる一般的な副作用には、使用初期に生じる吐き気、のどの渇き、細かい四肢の震え、眠気、筋肉の脱力があります。さらに長期的影響としては、甲状腺機能の可逆的な低下があります。これは、定期的な血液検査によってモニターしていく必要があります

カルバマゼピンはBPDの感情統制不全と行動面の症状の両方に用いられる抗けいれん薬です。これはパーソナリティ障害の患者における衝動性を治療するために、特に脳波検査（EEG）に異

常が認められる場合に使用されます。この際には、副作用を防止するために、定期的に血液検査をして適切な血中濃度レベルをモニターすることが必要です、一般的なカルバマゼピンの副作用は、吐き気、眠気、目のかすみ、歩行時のふらつきなどです。これらの副作用の多くは使用しているうちに徐々に減少していきます。最近導入されたこの薬を改良して副作用を減らした薬剤がオキシカルバマゼピンです。

ディバルプレックスは、双極性障害の治療に広く用いられている抗けいれん作用のある気分調整薬ですが、ＢＰＤにおける不安定な気分と、攻撃的行動に対して有効であることが明らかにされました。[7]この種類の他の薬剤と同様、ディバルプレックスも定期的に血中濃度のレベルを測定することによって、投与量の決定が行われます。衝動性に対するこの薬剤の効果を評価する研究は、６週間から10週間かけて行われるのが通例です。一般的な副作用としては、胃部不快感、過剰な鎮静作用、四肢の震え、抜け毛、体重の増加もしくは減少があります。

薬物療法の継続期間

ＢＰＤの治療においてはどれくらいの期間、薬物療法が続けられるべきなのでしょうか？　いずれの薬剤についても、研究からは、効果を見極めるための最小限の期間についての非常におおざっぱなことしかわかりません。これまで、これらの薬剤の継続使用と長期的維持療法について研究されたことはありません。認知‐知覚的症状に対する低用量の抗精神病薬を用いる場合、短期的使用、つまり、数週間ないし数カ月間の使用が最も現実的でしょう。感情統制不全と衝動的な行動の症状に対する治療の場合、治療の継続期間をきめるのはもっと困難でしょう。これらは患者の気質上の特質が意識的なコントロールの失敗のために臨床的症状として表面化したものです。臨床家にとっては、精神療法によって新たな対処方法が確立されるまで、薬物療法を続けるというのが賢明なやり方でしょう。つまり、それまでに症状を起していたストレスに患者がうまく対処できるようになるまでは、薬によるコントロールを続ける必要があるということです。

結び

ＢＰＤの薬物療法は、いずれについても医師と患者が協力して治療を進めながら、薬の効き目を評価しているという試みの段階であると考えるべきでしょう。薬物療法に対する期待は現実的であるべきです。薬物療法は混乱した対人関係を治療するものではありませんが、ＢＰＤの人の性格を変えていくうえで精神療法の効果を増強する価値ある治療法だと思われます。

注：米国食品医薬品局（ＦＤＡ）は現在のところどの薬剤に対してもＢＰＤに対する使用を承認

していません。本章で記されていることはすべて入手可能な研究論文に基づいたものですが、公式のものではありません（ＢＰＤに対して薬物療法を行う際に指標となる症状については表４‐１に概説しています）。

表 4-1　境界性パーソナリティ障害に薬物療法を行う際に指標となる症状

症状のタイプ	症状に対応した薬物療法
認知-知覚的 (精神病症状に近縁の) 症状	
1. 疑い深さ，妄想的観念，関係念慮 2. 錯覚，解離，ストレスに関連した幻覚 (およびそれに関連した怒り，敵意，焦燥感)	第 1 選択:新しい非定型のものを含む低用量の抗精神病薬の使用 (精神病症状に近縁の症状に対する最後の手段としてクロザピンを用いる)
感情統制不全の症状	
1. 反応性の抑うつ気分，不安 2. 感情不安定，「気分の崩壊」，拒絶に対する敏感さ，「気分の揺れ」 3. 焦燥感，怒り，敵意，かんしゃくの爆発	第 1 選択:選択的セロトニン再取り込み阻害薬 (SSRI；例　フルオキセチン，サートラリン) およびそれに関連する抗うつ薬 (例：ベンラファキシン) 第 2 選択：モノアミン酸化酵素阻害薬 (MAOI；フェネルジン，トラニルシプロミン) 第 3 選択:気分調整薬 (炭酸リチウム，ディバルプレックス，カルバマゼピン (補助的に用いることも、単独で用いられることもある) (補助的使用：怒りの早急なコントロールのためには抗精神病薬, 不安に対してはクロナゼパムを使用する)

表4-1　つづき

症状のタイプ	症状に対応した薬物療法
衝動的行動（衝動性）の症状	
1. 衝動的な攻撃性 2. 衝動的な自殺の脅し，そぶり，自傷行為 3. 衝動的なむちゃな行動（例：むちゃ食い，浪費，薬物の使用）	第1選択：SSRIおよび関連の抗うつ薬 （補助的使用：怒り，攻撃性に対しては低用量の抗精神病薬を使用） 第2選択：MAOIまたは炭酸リチウム 第3選択：ディバルプレックス，カルバマゼピン（抗うつ薬に補助的に用いるか，さもなければ単独で用いられる） 第4選択：クロザピン

家族が知っておくべきこと

本章の主要なメッセージ

・ＢＰＤは単一の生物学的要因から生じるような、医学的な意味での単一の疾患ではありません。むしろ、症候群（症状の集まり）といったほうがいいでしょう。そのためこれらのそれぞれの症状を改善するためには複数の薬剤が必要となる可能性があります。
・ＢＰＤの症状の一部である衝動性や気分の不安定性（感情統制不全）など気質上の特質は、神経伝達物質と呼ばれる脳内の生化学物質の信号によって統制されています。薬物療法はこれらの生化学物質のアンバランスを修正し、症状を軽くすると考えられます。
・ＢＰＤの症状を改善するために推奨されている薬物療法は比較的少数の研究に基づいたものです。それによると、薬剤の効果は中程度であり、症状の再燃はしばしば起こりえます。
・薬剤の長期的使用については現在のところよく研究されていません。ＢＰＤの場合、症状を悪化させるストレスに対処できるようになるまでは、薬を服用し続ける必要があるかもしれません。
・薬物療法によって認知的、感情的、衝動的症状を緩和することにより、多くのＢＰＤの人びとは、心理社会的治療の１つである精神療法にうまく取り組めるようになります。

本章のキーワード

関係念慮：他人（またはテレビやラジオ）が自分に対し、もしくは自分について話しているというように自分に関係づけて周囲の出来事を解釈してそれを信じ込んでしまう精神症状

気分調整薬：主に双極性障害に対して用いられる薬剤。BPDの感情症状と衝動的行動の両方に有効であることが知られている

抗精神病薬：ドーパミンの活動を阻害する作用がある精神病性障害の治療薬。

実証的研究：実際の根拠、データまたは経験に基づいている研究（本章では、薬剤の効果が研究で確認されている意味で使われている）

正坐不能症：抗精神薬の副作用として生じる落ち着かず、じっとしていられなくなる状態

衝動性：ある種の行動の実行を抑えられないこと

神経伝達物質：脳内信号として機能する生化学物質。人間が世界を知覚したり、自分の感情を統制したり、行動をコントロールしたりするやり方に影響を与える

セロトニン：感情（気分）症状や衝動的行動を制御する神経伝達物質（脳内化学物質）

症候群：障害を全体的に特徴づける症状の組み合わせのこと

選択的セロトニン再取り込み阻害薬（ＳＳＲＩ）：脳内のセロトニンの伝達を促進させる薬。感情

（気分）症状を緩和し、衝動的行動のコントロールを助ける

脱抑制：行動もしくは感情をうまく抑制することができないこと

（感情）統制不全：感情を統制または制御できないこと

治療抵抗性：治療に対して反応しない性質のあること

ドーパミン：脳内化学物質で神経伝達物質の１つ。ＢＰＤの認知的（思考障害）症状に関係している可能性がある

浮腫：水分貯留による身体組織の腫れ

ベンゾジアゼピン系薬剤：不安の治療に用いられる薬剤。乱用されやすく、依存症が発展する危険がある

モノアミン酸化酵素阻害薬（ＭＡＯＩ）：抗うつ薬の一種。ＢＰＤの感情統制不全の症状に効果があることが証明されている。これらの薬剤の服用中は副作用防止のための特定の食物と薬剤の摂取が禁止される

第5章
境界性パーソナリティ障害の長期経過

メリー・C・ザナリーニ（Mary C. Zanarini, Ed. D.）

境界性パーソナリティ障害（BPD）が深刻な精神衛生上の問題であることについては既によく知られているにもかかわらず、その長期的な症状的および心理社会的な転帰についてはほとんど研究されていません。BPDの人びとのなかになぜ、かなり症状が改善する人や病気を抱えながらもがんばりぬく人がいるのかについては、なおさらわかっていません。BPDの人びとの予後について詳しく調べた研究は、統合失調症もしくは双極性障害についてこれまでに行われてきた同様の研究と比較して、極めて少ないのが現状です。現在までに行われた、BPDの経過についての研究の数は小規模で短期的な前方視的研究が17、大規模で長期的な後方視的研究が4つにすぎません。しかし、BPDの経過については、大規模で長期的な前方視的研究のみが、この障害の結末がどうなるのかという自然経過を示し、改善するもしくは改善しないことに密接に関連する要因を明らかかにすることができるのです。この10年間に、このような方法論的に厳密な研究は２つしか行われていません。本章では、これらの研究結果を検討したいと思います。

ＢＰＤの経過についての小規模で短期的な前方視的研究

初期の研究：1960年代〜1970年代

ＢＰＤの経過についての初期の研究では、境界性患者の症状で入院した非常に少数の人びと（14人から41人）の社会的機能、雇用状態、および再入院が調査されています。前方視的研究では、境界性患者の症状がみられる、もしくはＢＰＤの診断がくだされた人びとを特定し、経過のなかで生じる変化が観察されました。異なる治療を受ける、もしくは異なる障害をもつ人びとからなる対照（比較）群が置かれたこともありました。前方視的研究の長所は、観察を最初から行うことで、後から思い出すことに付随して生じる誤差がないという点にあります。

ＢＰＤの経過について大規模で長期的な前方視的研究のみが、この障害の結果がどうなるのか自然経過を示し、改善する、もしくは改善しないことに密接に関連する要因を明らかにすることができるのです。

このような初期の研究の最初のものは、グリンカー（Grinker）らによって行われました。[9] 彼らは退院後平均2年半が経過した時点で、患者41人の調査を行いました。これらの患者の3分の2は退院後自分の生活が悪化した、または同じ、もしくは改善がほんのわずかだと答えていることが明らかになりました。3分の1は追跡研究の期間中に再入院となっていました。大多数は、レベルは低いものの、職業的に安定していました。これらの患者の社会的機能は、余暇の活動が限られ、対人関係が長続きしない、患者の約半分ほどが家族関係で問題を抱えているか、最小限の関係しかもっていないという状態にあり、良好とはいえませんでした。ワーブル（Werble）[33] は同じ集団の28人の患者について6年〜7年後の追跡研究を行いました。その結果、その半分がごく短期間の入院をしていたけれども、そのほとんどが地域社会での生活を維持していたことが明らかになりました。これらの患者は、仕事を続けていましたが、家族もしくは友人との交流が乏しく社会的に孤立していました。

ガンダーソンら[10] は境界性患者の診断を受けた24人の患者の2年間の経過の研究において、これらの患者と年齢、性別、人種、社会経済的階層をマッチさせた29人の統合失調症患者の経過と比較しました。その結果によると、これらの患者は平均して追跡研究前の1年間の大半にわたりパートもしくはフルタイムで雇用されていて、ほぼ隔週の割合で社会的接触を維持しており、調査前の1年間に3カ月未満の入院を経験していました。彼らの精神症状は、中等度で、断続的に出現していました。境界性患者は、どの領域においても、統合失調症の患者と同じ程度の機能障害が認められました。その後カーペンター（Carpenter）とガンダーソン[7]は、この24人の患者のうち14人について診断後5年間の追跡研究を行いました。患者の機能障害は統合失調症の機能障害と大きく変わりませんでしたが、1つだけ異なる点は境界性患者の社会的交流が維持されていたのに対し、統合失調症患者の社会的接触の質が悪化していたことでした。入院が必要だった人は比較的少数でした。「孤独の人」も数人ほどいましたが、ほとんどが定期的に友人と会っていました。何人かが失業中でしたが、ほとんどの患者は仕事を継続していました。概して彼らの機能には、先の2年間の追跡研究以来大きな変化はみとめられませんでした。

1980年代に行われた研究

1980年代に行われた研究は、当時新たに導入された境界性患者の症状を記述するためのDSM-Ⅲ[2]の診断基準が使用されていることが特徴です。この年代の研究では、アルコールや薬物の乱用、再入院率、および職業的、社会的機能に加えて、合併している精神障害が調べられています。ポープ（Pope）ら[26]は診療記録の調査によって、このDSM-Ⅲの基準を患者に適用して診断したBPD患者33人のうち27人について最初の入院から4年間から7年間の追跡研究を行いました。これらの患者の3分の2が追跡研究の時点で確実なBPDもしくはBPDの疑いと診断されました。概してＢＰＤ患者は、双極性障害もしくは失調感情障害（訳注：統合失調症と感情（気分）障害の両方の特徴をあわせもつ精神病性障害の一種）の対照患者群よりも有意に悪い経過を示していました。ほとんどの指標において統合失調症の対照群と同じ程度に障害が持続していましたが、唯一職業的機能についてはＢＰＤ患者のほうが有意に上回っていました。

ＢＰＤ患者の合併診断とその経過におよぼす影響について最初に研究したのもポープら[26]でした。彼らは「純粋に」ＢＰＤだけの患者と感情（気分）障害を合併している患者とを比較して、感情障害を合併しているＢＰＤ患者のほうが社会的機能が良好で精神症状も少ないことを明らかにしました。これらの研究者はこの結果を、感情障害を合併している患者のほうが薬物療法の効果が出やすいためだ考えました。

アキスカル（Akiskal）ら[1]も、ＢＰＤにおける感情障害の合併について研究し、ＢＰＤの外来患者１００人の約半分が6カ月間から3年間の観察期間中に感情障害を発症したことを見出しました。このなかには、大うつ病、躁病エピソード、軽躁エピソード、混合性感情障害が含まれていました。これらの患者には、調査開始の時点ですでに感情障害を発症している人も少なくなかったのですが、感情障害が最初に認められなかったグループのなかでさえ、11人の患者が大うつ病のエピソードを発症し、4人が自殺を図っていました。このため、これらの研究者は、境界性パーソナリティが非定型の双極性障害ではないかと考えました。

１９８５年にもバラシュ（Barasch）[6]らにより、ＤＳＭ‐Ⅲの診断基準にしたがって診断された10人のＢＰＤ患者と、20人の他のパーソナリティ障害の患者からなる対照群に対して、３年間にわたる追跡研究が行われました。この研究では、これら２つのグループが機能的に類似しており、しかも追跡期間にいずれもわずかな改善しかみられなかったことが明らかになりました。追跡期間中に、両グループの40パーセントに大うつ病エピソードがみとめられました。したがって機能障害と感情障害症状の程度は、いずれもＢＰＤ患者を区別する指標とはなりませんでした。さらに、これらの研究では、経過中のＢＰＤの診断の安定性も調査されました。その結果、ＢＰＤのグループの60パーセントが追跡時点でＢＰＤのＤＳＭ‐Ⅲ診断基準を満たしており、さらに30パーセントがＤＳＭの診断基準を満たさないまでも４つの診断条件を満たしていました。一方、ＢＰＤではない20人のうち追跡研究で新たにＤＳＭ‐ⅢのＢＰＤの診断基準を満たしたのはわずか３人だけでした。これらの研究者らは、ＢＰＤが時間が経過しても変化しない安定した診断であり、大うつ病の変種でもなく、パーソナリティ障害の重症度を意味する非特異的な診断名でもないと結論しました。

ペリー（Perry）とクーパー[24]（Cooper）は、ＤＳＭ‐Ⅲに基づいて30人のＢＰＤ患者と反社会性パーソナリティ障害と診断された患者、および双極性Ⅱ型障害の患者とを最初の評価から１年〜３年の期間において比較しました。研究には半構造化面接が用いられ、ＤＳＭ‐Ⅲ基準によってＢＰＤがみとめられるかどうかが評価されました。全般的機能に関しては、全般的評価尺度[8]（ＧＡＳ）

のＢＰＤ患者での平均スコアは、「まずまず」の範囲にある51でした。しかも２年間から３年間の追跡研究でも、３つの患者グループ間の平均スコアに違いがないことが明らかになりました。しかし、ＢＰＤの症状が重度の場合は、ＧＡＳのスコアが低く、全般的機能に変動が大きいという所見がみとめられました。追跡研究においてペリーとクーパーはＢＰＤ患者と反社会性パーソナリティ障害の患者との間にいくつかの違いがあることに気づきました。ＢＰＤ患者のほうが精神科医療サービスを利用していることが明らかに多く、（性別の要因を補正した後の所見）、また反社会的特徴のないＢＰＤ患者のほうが抑うつ症状と不安が強いことがわかりました。

ネイス（Nace）[20]らは、境界性患者の診断面接第１版（ＤＩＢ）[11]の基準にしたがって診断されたアルコール依存症の入院患者59人を研究しました。このうち１年後の追跡研究でＢＰＤの基準を満たしていたのは13人であり、彼らはこの時点で、アルコール使用が減少し、余暇時間や家庭や家族状況に対する満足度が改善し、さらに入院回数も減ったという有意な所見を確認しました。またＢＰＤでないアルコール依存患者と比較し、ＢＰＤ患者はアルコール以外の薬物を使用していることが有意に多いことがわかりました。その他の有意な所見としてはＢＰＤ患者のほうが就職していることが多いこと、逆に両親との良好な関係を保っているのが稀なことが見出されました。

タッカー（Tucker）[32]らは、特殊長期治療病棟に入院していた「境界性障害」（ＤＳＭ-Ⅲによるﾞ＼ＢＰＤではない）」の患者40人を調査しました。退院して２年後、これらの患者は最初の評価と比較して自殺念慮や自殺関連行動が減り、精神療法を継続していることが増え、親しい友人関係や肯定的な人間関係を増やしていました。12カ月以上入院していた患者は、退院後の1年間に再入院する可能性が小さく、精神療法を続けていることが多かったのですが、これらの相違は最初の1年間をすぎると消えていました。この研究の対象患者の平均ＧＡＳスコアは入院時には29・7、退院時には41・6、退院して1年後には50・3、退院してから2年では56・5でした。これらのスコアから、患者の機能が「低い」から「まずまず」のレベルへと改善していたことがわかります。

１９８９年に、モデスティン（Modestin）とヴィリガー（Villiger）[19]はスイス人のＢＰＤ患者を他のパーソナリティ障害患者と比較する研究を行いました。ＤＳＭ‐Ⅲ基準によってＢＰＤと診断された18人の患者とＢＰＤ以外のさまざまな種類のパーソナリティ障害と診断された17人の患者を4年半観察した結果、ＢＰＤ患者の障害は極めて重く、パートタイムでしか働いていない人もしくは障害年金を受けている人が70パーセントを占めていたことが明らかになりました。しかし、これらの患者の職業的レベルと社会的レベルにおける機能はＢＰＤ患者のほうが結婚している人が有意に少ないという点をのぞいて、対照群の患者と同等でした。また、この研究では、ＢＰＤ患者のほうが再入院の頻度が高いものの、入院期間が短いということもわかりました。但し、抑うつと不安の症状については、両グループとも同じレベルでした。

1990年代における小規模な研究

　1990年代から主にカナダと北欧で小規模な研究が行われ、そこでは社会的、職業的機能、時間経過に伴うBPDの診断の安定性、およびさまざまな外来治療への関与が調査されました。リンクス（Links）ら[13]はDIBによってBPDと診断されたカナダ人の入院患者88人を研究しました。そして最初の入院から2年を経た時点で患者65人に再度面接を行ったところ、その40パーセントはもはやBPDの基準を満たしていないことがわかったのです。また、これらのBPD患者の20パーセントは追跡研究の期間中ずっと定職に就き、83パーセントは毎週友人と連絡を取っており、さらに60パーセントは入院期間がこの追跡期間の5パーセント未満であり、69パーセントが約1年間外来治療を継続していたこともわかりました。2回目の追跡研究[14、15]では、研究対象となった患者のうちBPD症状のある患者のほうが症状がなくなった患者より大うつ病、気分変調性障害、および他の第II軸パーソナリティ障害、特に不安が前景にあるパーソナリティ障害の比率が有意に高いことが明らかになりました。これらの患者はさらに、薬物乱用と薬物依存、および障害給付に依存する割合も有意に高かったのです。

　メーラム（Mehlum）ら[18]はBPDと臨床的に診断されたノルウェーのデイケア治療を受けている患者34人を調査しました。これらの患者のうち25人を2年から5年後に再評価したところ、健康度評価尺度（HSRS）[16]のスコアが平均39から49へと上昇していました。これは有意な改善ですが、それでもまだ十分とはいえない程度の機能レベルです。半数以上は職業に就いており、39パーセントは自立した生活を営み、48パーセントは（平均して追跡期間の11パーセントの期間の）入院を経験していました。さらに、これらの25人の患者は追跡期間の41パーセントの期間、精神科治療を受けており、32パーセントの期間、薬物療法を続けていました。

オーストラリアのスティーブンソン（Stevenson）とメアレス[30]（Meares）は、標準化された集中的精神療法を受けた外来患者30人を調査しました。30人全員が最初の評価においてDSM－Ⅲの BPD基準を満たしていましたが、このうち30パーセントは12カ月の治療プログラムが終了するまでにBPDと診断されなくなっていました。

リネハンら[12]は、DIBでBPDと診断され、弁証法的行動療法（dialectical behavior therapy：DBT）または通常の治療のいずれかに無作為に振りわけられて、その1年間の治療を終了した39人の女性を調査しました。その結果、18カ月の時点では、通常の治療を受けた患者と比べてDBTを受けた患者のほうがパラ自殺的行動のエピソードが有意に少ないことが明らかになりました（ただしこの所見では24カ月の時点ではみとめられなくなっていました）。

次の2つの研究では、社会的機能に加えて、観察の対象となった患者グループに対する薬物療法についても詳しく研究されています。サンデル[27]（Sandell）らは、スウェーデンでデイケア治療を受けている132人の広く定義された境界性患者を調査しました。3年から10年後に郵送による質問表によって86人の患者を追跡研究し、このうち26パーセントが定職に就き、34パーセントは障害年金を受けており、26パーセントは結婚しているか、またはパートナーといっしょに生活し、47パーセントはひとりで生活していました。さらに、これらの患者のうち、抗不安薬を処方された経験があるのは12パーセント、抗精神病薬は29パーセント、抗うつ薬は６パーセントでした。

アンチカイネン（Antikainen）[5]らは、ＢＰＤ患者のために特別に設立されたフィンランドの長期入院病棟で治療を受けた広く定義された境界性患者62人を調査しました。このうち42人が３年後の追跡調査の面接に参加しました。その結果、64パーセントは少なくとも１年間働くことができておらず、33パーセントは研究の時点で結婚していました。45パーセントは入院した経験があり、52パーセントは治療を受けている最中でした。また薬については、67パーセントが抗不安薬を、40パーセントが抗精神病薬を、52パーセントが抗うつ薬の処方を受けたことがありました。

規模の小さな研究では、ＢＰＤ患者は最初の評価から6カ月から7年間の期間、特に社会的機能の低下と精神科治療を必要とするという点においてかなりの障害を持続させていたことが明らかにされました。

ナジャビッツ（Najavits）とガンダーソン[21]は、ＤＩＢで診断されて新たに治療法を始めようとしている37人の女性入院患者を調査しました。このうちの33人にこの調査開始の1年後に再度面接を行いました。またこの入院から2年後には23人に、3年後には20人に面接が行われました。これらの女性のGASスコアは、最初の平均44から3年後の平均57へと変化していました。これは患者の機能の平均が「十分とはいえない」レベルから「まずまず」のレベルにまで向上したことを示しています。

セノール(Senol)[28]らは、臨床的に境界性患者と診断されたトルコの入院患者61人を研究しました。このうち45人が調査開始時点の入院の2年から4年の後に行われた追跡調査のための面接を受けました。これらの患者の平均GASスコアは41から46へ上昇していました。この変化は統計的には有意ですが、臨床的には小さなものにすぎません。また、BPDが診断されなくなったのはわずか4パーセントでしたが、追跡期間中54パーセントには感情障害が、56パーセントには薬物依存・乱用がみとめられました。

これらの研究からわかること

これらの研究の結果を一般化するのは、それらが方法論的な問題を多く抱えていることから困難です。方法論的問題としては、研究対象となった患者が少ないこと、経過中に脱落した患者の比率が高いこと、対照群との比較が行われていない、もしくは対照群が精神病患者であること、BPD

の明確な診断基準が用いられていないこと、診断のための評価面接が構造化されていないこと、経過の評価において盲検的評価が行われていないこと、機能評価の項目が限られていること、同じ研究において追跡期間にばらつきがあること、ほとんどの研究で追跡調査が１回しか行われていないことが挙げられます。

このような限界はありますが、これらの研究からＢＰＤの短期的経過に関して３つの主要な所見が浮かび上がってきました。第１に、境界性患者は最初の評価から６カ月から７年間の期間、特に社会的機能の低下と精神科医療を必要とするという点においてかなりの障害を持続させていたことが明らかにされました。第２に、これらの患者の機能レベルは統合失調症やその他のパーソナリティ障害の患者のレベルと非常に似ていることがわかりました。そして第３に明らかになったのは、ＢＰＤ患者が統合失調症を発症することはないものの、境界診断に特徴的な慢性的な不安定性さを持続させていたということでした。

ＢＰＤの経過についての大規模で長期的な後方視的研究

後方視的（または回顧的）研究には、特定の診断をくだされた多数の患者を評価するために診療記録を用いることができるという利点があります。しかし、その一方でその障害の経過とその後どのような治療が行われるかということを予測する特性がほとんど調査できないという大きな欠点があります。この種の大規模な研究を最初に行ったのは、プラクン（Plakun）[25]らです。彼らは、マサチューセッツ西部のオースティン・リッグス私立精神病院で１９５０年から１９７６年の間に入院していた２３７人の患者に対して後方視的研究を行いました。まず、少なくとも2カ月間入院治療を受けたことのある８７８人の患者に郵送で50項目の質問票を送りました。そのうち回答があったのは27パーセントでした（回答率の低さはこのタイプの研究のもう１つの欠点です）。DSM-Ⅲの診断基準にしたがって診療記録を見直して得られた診断は次のようになりました。診断の内訳は、ＢＰＤ61人、統合失調症19人、重症の感情障害24人、統合失調型障害13人、統合失調質パーソナリティ障害19人でした。平均15年間の追跡期間において、ＢＰＤ患者のＧＡＳスコアは平均67であり、「良好」のレベルでした。重症の感情障害が合併していないＢＰＤ患者と、失調型障害を合併している境界患者の計54人は、統合失調症患者よりも平均ＧＡＳスコアが上回っていました。さらに、感情障害が合併していない境界性患者は、感情障害を伴う境界性患者よりも機能的に有意に優れていました。

第2の大規模な研究は、マックグラシャン[17]（McGlashan）によって行われました。彼は、チェスナットロッジ病院で１９５０年から１９７５年にかけて入院治療を受けた、（1）少なくとも90日間入院した、（2）年齢が16歳から55歳、（3）脳器質性障害がみとめられないという基準を満たしている患者全員を調査しました。４４６人（追跡率72パーセント）の追跡調査の情報は、患者もしくは情報提供者に対する電話での半構造化面接によって得られました。診療記録を見直して下された診断に基づいて、ＢＰＤの基準だけを満たしている患者81人、統合失調症の基準を満たしている患者１６３人、大うつ病の基準を満たしている患者44人の間で比較が行われました。

これらの大規模な後方視的研究から、ＢＰＤ患者の機能レベルが時間の経過のなかで変化しやすいことがわかります。非常に良い機能を示す患者もいますが、多くは生活領域の多数の分野で相当の困難を抱え続けており、自殺で亡くなった人は3パーセントから10パーセントにのぼりました。

マックグラシャンはＢＰＤ患者が最初の入院から平均して15年後に（入院してからの期間は２年間から32年間の幅がある）ＨＳＲＳのスコアの平均が64に達していることを見出しました。この平均スコアは良い機能レベルを示しており、うつ病の対照群の値に匹敵し、統合失調症の患者の値よりも有意に高いものでした。しかし、詳しく調べてみると、半数のＢＰＤ患者（53パーセント）は「良好な回復」レベルにあるものの、残りの半数（47パーセント）は「中程度の障害」の範囲でした。そのうえ、追跡研究が行われた境界性患者の３パーセントが自殺で亡くなっていました。ＢＰＤ患者はある程度複雑な仕事に追跡期間の約半分の期間就いていました。彼らはまた2週間に1回の頻度で友人と連絡をとっており、約半数は結婚しているか、もしくは性的パートナーといっしょに生活していましたが、親しい対人関係を避けている人も約半数でした。追跡期間中の治療としてBPD患者は1回もしくは2回再入院をし、追跡期間のおよそ8パーセントの期間を入院していました。追跡期間の約3分の1（35パーセント）は心理社会的治療を受け、追跡期間の約4分の1（22パーセント）は、向精神薬による薬物療法を続けていました。また、ほぼ半数（46パーセント）は追跡調査の時点で何らかの精神科治療を受けていました。これらの数値はうつ病患者のものと非常に類似していました。しかし同じ指標を用いて統合失調症患者と比べると、BPD患者の機能は、有意に優れており、また精神科の治療を受けている比率は有意に低いことがわかりました。

マックグラシャンは、全般的機能が追跡期間との間に有意な相関があることを見出しました。退院後10年間から19年間が経過した患者の場合、9年間かそれ以下の患者よりも全般的機能が有意に優れており、20年以上が経過した患者と同等のレベルでした。さらに、これらの患者の全般的機能は時間経過ともに逆のUの字パターンをたどることもわかりました。つまり、20代と30代に改善し、40代でピークを迎え、その後50代になると低下するのです。

パリス（Paris）ら[23]は、１９５８年から１９７８年の間にモントリオールのジュイッシュ総合病院で精神疾患で入院した患者全員の診療記録を回顧的に再評価しました。その結果、３２２人がＤＩ

ＢのＢＰＤの診断基準を満たしており、そのうちの１００人（31・５パーセント）に対し最初の入院から平均15年後に面接調査が行われました。そして実施されたＤＩＢ評価のすべての領域において精神症状が有意に減少していたことがわかりました。また、これらの患者のうち依然としてＤＩＢのＢＰＤの診断基準を満たしていたのは25パーセントにすぎませんでした。全般的機能に関しては、これらのＢＰＤ患者のＨＳＲＳの平均スコアは63に達しており、良好な結果でした。また、患者の職業技能スコアは平均３・８であり、頻繁に転職しているが失業はしていないという結果でした。社会参加スコアは３・２であり、余暇時間が限られており一時的に社会的接触を図ると記述されるレベルに近いものでした。追跡期間における治療は、再入院が平均１・３回、治療期間は平均１・９年間でした。受けた治療の総量には全体的に大きな変動がありましたが、ほとんどの患者の治療歴は波乱にみちていて、中断が多いものでした。住所や経過を知ることができた１６５人の患者のうち14人（８・５パーセント）[22]は自殺していました。

パリスとツウェイグ - フランク（Zweig-Frank）はその後、ＢＰＤと診断された患者を、最初の入院から平均27年後に再度評価しました。その結果、面接を受けた64人の入院患者のうち特に厳格な診断法であるＤＩＢ改訂版（ＤＩＢ - Ｒ）[35]の基準を満たしているのはわずかに５人（７・８パーセント）であることがわかりました。この基準はＢＰＤの基準のなかでも特に厳しいものです。またこれらの患者のうち83パーセントはどこかの時点で結婚していたか、もしくはパートナーと生活した経験があり、59パーセントは子どもがいました。しかし、これらの患者の全般的機能評価（ＧＡＦ）スコアの平均は依然として「回復した」レベルまで改善しておらず、当初ＢＰＤと診断された患者のうちの10・３パーセントが第2回の評価時点までに自殺で亡くなっていました。

最後に示す大規模研究は、ストーン（Stone）[31]によって行われたものです。彼は、１９６３年から１９７６年の間にニューヨーク州精神医学研究所で入院治療を受けた５５０人の患者のうち（1）入院期間少なくとも３カ月間、（2）年齢40歳未満、（3）ＩＱ90以上、を満たす５０２人（91パーセント）に対して追跡調査を行いました。これらの患者のほとんどは、集中的な精神療法で効果が期待できそうだという理由で選ばれて治療を受けていました。しかし、家族の社会的地位のゆえに入院できた人も少数ながらいました。ストーンは患者の診療記録を読み直して、回顧的にＤＳＭ-Ⅲ診断を行った後、患者との連絡を試みました。そのほとんどは最初の入院中から彼と面識のある患者でした。ＤＳＭ-ⅢのＢＰＤの基準を満たしていた２０６人の患者のうち、ストーンが追跡できたのは１９３人（94パーセント）でした。患者本人と連絡が取れない場合には、親戚もしくは他の情報提供者と面接を行いました。その結果、最初の入院から平均16年後の患者の平均ＧＡＳスコアは67であることがわかりました。これは良好な機能レベルであり、統合失調症の対照群患者と比較して有意に高いものでした。生存中の境界性患者の半数近く（41パーセント）はＧＡＳスコアで「回復」レベルに達しており、28パーセントは「良好」レベル、18パーセントは「まずまず」のレベル、13パーセントは「十分とはいえない」レベルでした。このようなスコア分布は、「回復」のレベルに達していたのがわずか6パーセントだけの統合失調症患者のものとは有意に異なっていました。追跡時点の機能領域ごとの所見としては、BPD患者の53パーセントは追跡期間の少なくとも4分の3の期間就労しており、17パーセントは約半分、3パーセントは就労期間が半分以下もしくはまったく働いていませんでした。調査の時点までに結婚した経験がある人は半数以下（45パーセント）、また4分の1たらず（23パーセント）の人には子どもがいました。その一方で、再入院もしくは別の施設での入院経験がある人は28パーセントだけでした。しかもこれらの領域についての統合失調症患者との比較でも、BPD患者のほうが優れていました。このようにBPD患者が全般的に良好な結果であったにもかかわらず、DSM-Ⅲの基準にしたがってBPDと診断された患者の8・8パーセントが自殺で亡くなっていたことに注目しなくてはなりません。この値は統合失調症患者の自殺率（9・4パーセント）に近く、統合失調感情障害の患者の自殺率（23パーセント）よりかなり低いものでした。

後方視的研究からわかること

これら4つの研究の所見は一致していますが、その結果を一般化することは数多くの方法論的問題から困難です。方法論的問題としては、診断の根拠として使われている診療記録にばらつきが大きい、4つのうち3つの研究では入院後の機能の評価が1回のみである、追跡時の評価の情報が不十分である、唯一もしくは主な情報源として郵送による質問票または電話による面接を用いている、研究対象として一流の治療施設に入院した中流上流階級の患者を選んでいる、最初の評価と追跡評価が十分に独立でない、比較される患者群が設定されていない、もしくは他のパーソナリティ障害患者との比較がなされていない、研究対象ごとに追跡期間に大きなばらつきがある、さまざまな年齢の患者が混在しているといったことが挙げられます。

このような限界はありますが、これらの調査から1つ重要な所見が浮かび上がってきます。それは、BPD患者の機能は時間的経過による変化が非常に大きいということです。患者によってはとても良く機能している人もいますが、多くは生活の多くの領域で実質的な困難が持続し抱え続けます。しかも患者の3パーセントから10パーセントは自殺しています。

BPDの経過についての大規模で長期的な前方視的研究

大規模で長期的な前方視的研究は他の研究方法の長所を集めたものであり、BPDの経過と治療の結果を予測するために最も期待されているものです。国立精神衛生研究所（NIMH）は境界性パーソナリティ障害の長期的経過について2つの大規模な前方視的研究の資金援助をしています。

これらのうち１つは12年前に始められたマクリーン病院成人発達研究（ＭＳＡＤ）であり、今１つは、パーソナリティ障害経過共同研究（ＣＬＰＳ）で、８年前に開始されました。

●マクリーン病院成人発達研究

ザナリーニら[37]のＭＳＡＤ研究は境界性パーソナリティ障害患者３６２人を対象に始められました。これらは全員、マサチューセッツのマクリーン病院に１９９２〜１９９５年の期間に入院していた患者です。彼らのなかから、（１）年齢が18歳〜35歳、（２）ＩＱ71以上、（３）精神症状を生じる可能性のある脳器質障害、統合失調症、失調感情障害または双極性障害がこれまでに認められていない、（４）英語に堪能、という条件を満たす患者が選ばれました。信頼性が十分と確認されている３つの半構造化面接も含めた評価、診断によって、２９０人の患者がＤＩＢ・ＲとＤＳＭ・Ⅲ・Ｒ[3]のＢＰＤの診断基準を満たしていることがわかりました。その他、72人の患者がＢＰＤ以外の第Ⅱ軸のパーソナリティ障害の基準に該当していました。

これまでに３回、２年ごとの追跡評価面接が行われてきました。最初に研究の対象となった患者のうち生存している者の94パーセント以上がこの３回の追跡調査を受けました。その結果、ＢＰＤ症状の経過も含め３つ重要な所見が浮かび上がってきました。第１は、ＢＰＤの改善が以前知られていたよりも一般的にみられることです。具体的には、２年目の追跡調査でＢＰＤ診断を受けた患者の34・5パーセントが、4年目の追跡研究で49・4パーセントが、6年目の追跡研究で68・6パーセントが、BPDの診断基準を満たさなくなっていました。そして1回以上の追跡調査で診断基準を満たしていない患者は73・5パーセントにのぼっていたのです。

BPD症状に関する2番目の重要な所見は、BPDの改善がごく安定したものであり、再発が極めて稀であることです。実際、改善したBPD患者で、その後BPDの再発と認められるような症状が出現したのは6パーセントだけでした。

症状に関するMSADの重要な所見の第3は、調査されたBPDの24の症状すべてが時間の経過に伴って有意に軽快していたことです。しかしこの24の症状のうち23は依然として他の第II軸パーソナリティ障害の患者よりもBPD患者に有意に多いことはかわりませんでした。ただし、BPDの4つの中心的症状の改善の程度には違いがありました。感情症状の改善が最小であり、衝動性の症状の改善がもっとも大きいものでした。認知および対人関係の症状の時間の経過による改善は中間でした。

ザナリーニらは、いくつかの症状が急性期のものであり、その他のいくつかが気質的なものと考えました。[36] 急性期タイプの症状は比較的早期に解消する傾向があり、BPDのすぐれた診断指標であることが明らかにされていると同時に、入院治療の導入の最も差し迫った理由となることが多いものです。このような急性期症状には自己切傷、助けを求めるための自殺企図、精神病症状に近縁の思考障害が含まれます。第2の気質的な症状は、ＢＰＤに特異的でなく、消退してゆくのが遅れる傾向がみられます。これらの症状には、慢性的な怒りの感情や怒りの行動、波乱に富んだ対人関係、見捨てられることについての不安があります。

ＭＳＡＤの研究対象は、濃厚な治療を受けている患者であるということは注目しておくべきでしょう。ＢＰＤ患者の70パーセント以上は精神療法を続けていますし、最初の入院から6年間経過しても向精神薬を服用していました。この研究では自殺率が3・8パーセント（11人）と低いことにも着目すべきです。このような予想外に低い自殺率となっている理由は明らかではありませんが、ザナリーニとフランケンバーグ[34]（Frankenburg）は、多くの患者が続けている、心的外傷に対して細やかに配慮した支持的な精神療法が患者の極端に走りやすい気質と苦難に満ちた生活歴に適合しているゆえだと考えています。

●パーソナリティ障害経過共同研究

ＣＬＰＳ研究では十分に確立された半構造化診断面接を用いて、研究開始時点の第Ⅱ軸パーソナリティ障害を診断しました[29]。研究の対象となった６６８人の被験者の研究対象うち、１５８人はＢＰＤの第１診断を受けていました。これらの６６８人はすべて治療を受けているか、過去に治療を受けた経歴があるか、もしくは精神科の治療を求めている人たちでした。このうちの93パーセントに対して最初の評価から6カ月後と12カ月後にも評価面接が行われました。これらの追跡調査では最初の診断面接が修正された評価方法が用いられました。それは第Ⅱ軸パーソナリティ障害を1カ月ごとに評価していくものです。経過追跡の1年目の終わりの評価では、それは基本的に盲検的に行われませんでしたが、BPD患者の59パーセントが各月の評価でBPDの診断基準のうち5つないしそれ以上という条件を満たさなくなっていました。実際には、研究を開始して6カ月ですでにこれらの変化の大半が生じていました。

厳密な方法論を用いた2つの研究から得られた所見をまとめて考えると、BPDの経過は、従来の研究の所見よりも肯定的にとらえることができるようになっています。

なぜMSAD研究よりもCLPS研究のほうが「改善」がより早く訪れるかについては、理由が明らかではありません。MSADの研究対象となった患者は全員が入院しており病状が重かったということかもしれません。2つの異なる診断基準を重ねて診断したほうが1つの基準だけを使う場合より診断されなくなる可能性が低いでしょう。これは、MSADで使われたDIB-Rでは特別[35]に重みづけをした複雑なスコアの計算法が用いられており、BPDが厳密に診断されていることが原因かもしれません。

結　論

厳密な方法論を用いた２つの研究から得られた所見をまとめて考えると、ＢＰＤの経過は、従来の研究の所見よりも肯定的にとらえることができるようになっているといえます。これらの研究からの報告がさらに重ねられれば、それらは、ＢＰＤ患者の心理社会的機能の経過やＢＰＤの改善に関連する予測要因を、そしてさらに理解が困難で多くの誤解にまみれているこの精神障害からの回復過程を、正確に描き出すことができるでしょう。

家族が知っておくべきこと

本章の主要なメッセージ

・ＢＰＤの人の長期的な転帰や、どの人が改善するのか、またはしないのか、についてはほとんどわかっていません。

・長期経過を検証した研究が多数ある統合失調症や双極性障害に比べて、ＢＰＤの経過を追った研究はごくわずかです。

・ＢＰＤの経過についての初期の小規模な研究には、さまざまな限界がありますが、これらの研究からは、患者が診断された後７年間という長期間にわたり社会的機能が障害されており、精神科治療を必要とし続けていたことが明らかになりました。

・診療記録によって多くの患者を研究対象とすることができる後方視的（または回顧的）研究では、ＢＰＤの経過が非常に変化しやすいことが明らかになりました。患者によっては職場や社会的状況でうまく機能できますけれども、苦しみの続く人もいます。３パーセントから10パーセントの人が自殺によって亡くなっています。

・ＢＰＤの経過について現在行われている２つの長期的な前方視的研究の結果には相違があります。マクリーン病院成人発達研究（ＭＳＡＤ）では、ＢＰＤの症状の改善は一般的にみられるものの、感情症状は衝動性と比べると軽減のスピードが緩やかであることがわかりました。一方、パーソナリティ障害経過共同研究（ＣＬＰＳ）では、ＢＰＤ患者で比較的早く改善が訪れていることがわかりました。１年後の追跡調査で、患者の半数以上がＢＰＤの診断基準を満たさなくなっていました。

・これらの厳密な研究からは、ＢＰＤの人とその家族にとって、従来より肯定的な見通しが明らかになっています。これらの研究からの報告が重ねられれば、改善に関与する要因が明らかにされ、回復の新たな希望が見えてくるでしょう。

本章のキーワード

合併診断（合併精神障害）：ある疾患や状態に合併して認められる別の精神障害のこと

感情（気分）障害：うつ病、双極性障害を含む精神障害。気分の障害に加えて認知機能の障害や、睡眠障害、食欲の変化、エネルギー不足などの身体的徴候を伴う

気分変調性障害：慢性的で軽症のうつ状態を呈する精神障害

境界性患者の診断面接（DIB）：ガンダーソンとザナリーニによりBPDの診断のために開発された面接

軽躁：気分や身体的活動レベルが異常に高まった状態（落ち着きのなさ）であり、日常生活に支障をおよぼす。躁病よりも軽症のもの

抗精神病薬：精神病性障害の治療に使われる薬剤

向精神薬：心理的機能、行動に影響を与えるすべての薬剤をさす用語

抗不安薬：不安を軽減させる薬剤

後方視的（回顧的）研究：この研究法では一般に診療記録によって対象患者を特定し、現在の時点から過去を振り返ってその診断に関係のある事項を調べていくことが行われる

健康度評価尺度（ＨＳＲＳ）：全般的な精神的健康度を評価するために最初に作成された評価尺度。機能の症状とレベルについて詳しく記載されていて、０から１００までの全般的評価スコアが得られる

衝動性：ある種の行動の実行を抑えられないこと

診断基準：精神障害の診断をくだすために存在している必要がある臨床的特徴のリスト。通常そのうちの幾つかを満たすことが診断のために必要となる

全般的機能評価尺度(ＧＡＦ）：特定の期間における患者の社会的、職業的、心理的な側面を含む全般的機能を評価するために用いる評価尺度

全般的評価尺度（ＧＡＳ）：健康度評価尺度（ＨＳＲＳ）の改訂版。全般的機能評価尺度（ＧＡＦ）の前身となった評価尺度

前方視的研究：時間の経過とともに被験者の集団を観察していく研究

躁病：過剰な興奮、気分の高揚、誇大的言動によって特徴づけられる状態。軽躁よりも重症なもの

第Ｉ軸障害：ＤＳＭ‐Ⅳ‐ＴＲ[4]における精神障害の分類。主要な精神障害として感情障害（うつ病と双極性障害）、不安障害、摂食障害、統合失調症などを含む

第Ⅱ軸パーソナリティ障害：ＤＳＭ‐Ⅳ‐ＴＲにおけるパーソナリティ障害を意味する分類診断。その一例が，境界性パーソナリティ障害である

パラ自殺的行動：結果的に死に至らないあらゆる自傷行為をさす。自殺の意図がみられこともみられないこともある。自殺関連行動とほぼ同じ意味

半構造化面接：必要な情報を得るためあらかじめ用意された設問を問うことによって一部が構成される面接。さまざまな研究の調査で用いられる

弁証法的行動療法（ＤＢＴ）：リネハンによって開発されたＢＰＤのための治療法で，認知行動療法の技法を組み合わせている。感情を管理し，衝動性を制御し，さらに自己破壊的な行動を回避するための具体的な技能を教える

盲検的評価：このタイプの調査，評価では，評価者がその評価対象について最初の診断や機能レベルを知らないことが必要とされる。これは評価者の判断が先入観によって歪まされないために行われるもので，厳密な研究で採用される方法である

予後：軽快もしくは再発などの，病状が将来どのような過程をたどるかについての予想

第2部
家族からみた問題点

第6章　境界性パーソナリティ障害とともに生きる
――2人の当事者の体験記――

（執筆者の名前は伏せられています）

1　自分が一体何者なのかという疑問（同一性に対する疑問）

私が境界性パーソナリティ障害（ＢＰＤ）と診断されたのは、22歳のときです。最初、私は、当惑するような数々の症状を包みこんでくれる名前のついた入れ物があるというのは安心させてくれること、わくわくさえさせてくれることだと感じました。完全に、というわけではありませんが、これは、私に同一性の感覚を与えてくれたといってもいいほどのものだったのです。私は、表紙に境界性パーソナリティという言葉が書いてある本を片っ端から購入しました。ときおり食物への渇望が生じる過食症状、死を望んでいるというよりもむしろ癇癪《かんしゃく》といったほうがよい自殺企図、やけ飲み、そして私を取り囲み、温かく賑やかな群衆のなかにいても自分を封鎖してしまう、あの漠然とした、胃のなかで氷が解けていくような恐ろしい空虚感、これらすべてがこの障害の一部であることが明らかになったのです。

もちろん、私はそれまで一度もBPDについて聞いたことがありませんでしたから、そのひどい評判について知りませんでした。そのため私は急いで両親に電話をかけました。両親は自分たちの医師に話をし、その医師は彼らに、唯一の希望はそれが誤診であるということだけだと言ったのです。しかし私は、誰もがそう疑い始めていたような、何もかもでっち上げた仮病を使って仕事をサボろうとしていたわけではなかったということに本当に安心しました。私はきっとまだ状況の深刻さをわかっていなかったのでしょう。しかも、私はすでに、自分が1日の半分は気が狂ったような感じであることをわかっていました。私がすることはすべて、BPDの9つの診断基準のどれかにあてはまりました。見捨てられるのを避けようとする気も狂わんばかりの努力に、友人が突然私を軽蔑すると判断して、もう二度とその友人に話しかけないようにしたことも診断基準に当てはまりました。私はいつも衝動的でした。もっとも、すぐに満足感したがるという言い方をするほうが、自分の判断が含まれているようなので、好きでした。また、私がすることはすべて度を超していました。しかしコレット（Colette）ではなかったでしょうか、「食べきれないほど多くのトリュフを食べることができないのなら、トリュフは一切いらない」って言ったのは？

同一性障害についても当てはまりました。私は、自分が何者であるのかも、何を望んでいるのかも、全然わかっていませんでした。回復したいために長く生きていたいと望んでいるのかどうかさえわかりませんでした。私のほとんどすべてが病気の徴候でした。もちろん、病んでいたのは私のパーソナリティだったのです。

私のなかには生きたいと望む不完全な薄い層の部分がありましたが、それとは別の強力な声が高波のように私の頭を満たし、急いでその薬を飲みなさいと言って、ホテルの部屋へと急がせました。私の健康な部分はそれに対抗することができなかったのです。

私は、個人精神療法と集団療法を受け始めました。利用できる薬はすべて試しましたし、あの時点で可能なことを何でも試そうとしてくださった精神科医の助言で、断眠療法さえやってみました。私のセラピストは、私を助けたいと思ってくださいました。しかし、その先にまったく光のないトンネルを進んでいくような限りないあいまいさや不確かさに対して、私は物を蹴ったり引きさいたりしたくなりました。このようなことを申し上げると妙に聞こえるでしょうが、私はほとんどの物事を、特に欲求不満を、非常に本能的なレベルで経験しました。私は、ますます深刻で、攻撃的な自殺企図に走りました。

私は、自分がしていることがひどく嫌でした。私のなかには生きたいと望む不完全な薄い層の部分がありましたが、それとは別の強力な声が高波のように私の頭を満たし、急いでその薬を飲みなさいと言って、ホテルの部屋へと急がせました。私の健康な部分はそれに対抗することができなかったのです。

長い間、私は、自分自身のことを、最初に深刻な自殺企図をした高校時代に境界性パーソナリティになったと考え、それ以前に起こったことはすべて「不幸な子ども時代と風変わりな子ども」という見出しのなかに入ると考えていました。その後、カーンバーグ（Kernberg）[2]らによる小児期思春期におけるパーソナリティ障害（Personality Disorder in Children and Adolescents）のなかで、「同一性障害は、ＢＰＤの子どもたちに認められるが、神経症の子どもたちには存在しないもので、ＢＰＤの子どもと神経症の子どもを単独で最も良く区別できる特徴である（１３８頁）という記述を読みました。もっと前からＢＰＤだったのだと認識せざるをえない記憶がよみがえりました。3年生になってしばらく経った頃、学校へ妖精のお姫様の衣装のつもりでパジャマを着て行った記憶です。あのとき、私が治療を受けていたセラピストは、友だちを欲しいという理由でそのようなことはやるべきではないと私に言いました。また、年1回の割合で自分の呼び名を変えていたという記憶がありました。サムという名前に変えたこともありました。もちろん、他にも私の子ども時代の行動で、神経症のレベルを超えているものがありました。テレパシーを使ってネコとコミュニケーションができると思っていましたし、まだ弟をいじめてもいないいじめっ子たちから身体を張って弟を守ったこともあります。それに、幼稚園のときに、他の子どもたちのお弁当を彼らのロッカーから盗んだこともありました。私がやったんだろうと迫られたときに嘘をつき、信じてもらえないとわかっていながらも、断固として嘘を突き通せば私は大丈夫だと考えながら、その嘘に包まれて保護されているように感じたことをはっきりと覚えています。私の行動は適切さに欠けていました。たとえば、ごっこ遊びをしているときに、私はどのような状況でも、売春婦の振りをしたのです。５年生のとき、クラスの他の生徒たちは仲良しの森の生き物の絵を描いたのですが、私は、豹皮のビキニを着て髪の毛が炎のように燃え盛っている刑務所の女の絵を描いて、先生やクラスメートたちを呆れさせました。

しかし、私はただ、風変わりで、過剰に刺激的で、そしてときには心に傷を負わせる、または虐待的でさえあった両親に反応していただけではなかったのでしょうか。あれは、本当は私ではありませんでした。私は、ひょうきんで、多くの突飛なことを思いつき、向こう見ずでした。「私を見て。私がした楽しいことを聞いてちょうだい」と、男をたぶらかすようにまっ赤に塗って、傷つけそうに鋭く切った爪をひらひらと振りながら、セラピストによく言ったものでした。「私はおもしろいでしょう。それに私は酔っ払うと、キャバレーで歌うのよ！」　サリー・ボールズ（Sally Bowles）［訳注：『キャバレー』に主演した女優］かホリー・ゴライトリー（Holly Golightly）［訳注：『ティファニーで朝食を』の主人公」のようでした。もちろん、『ティファニーで朝食を』[1]の最後で、彼女が狭い路地で自分のネコを見捨て、とっととあっちへいけって叫んで、足を踏み鳴らしてネコを脅して追い払う、あの場面です。本のなかでは、彼女は映画のなかでのようにネコを探しに戻ってきません。映画のなかでは、彼女とネコは、雨のなかでにっこり笑って涙ながら再会するのですけどね。

私は、友だちとして付き合っていきたいと感じた人、傷つけたくないと思っている人から離れることを決めかねてぐずぐずしていることがよくありました。しかし、その人たちのところに戻っていったことは一度もありませんでした。

現実に、私は、BPDのせいで、学校でそれまでに本当に好きになった最初の男の子にキスするチャンスを失ったことがあります。5月、樹木園（訳注：通例4月下旬から5月上旬にかけて米・カナダでは植樹祭が行われる）でのことで、その前の夜は雨が降っていました。彼は、背が高くて、とても誠実な人でした。私がキスを拒んだので、すごくびっくりしていたことを覚えています。私はいつも、変化したのは私以外の人たちだと想像したものでした。彼らはどこか、様子が違っているように思えました。まるで前の夜の夢のなかで誰かが意地悪く、その人でないようにひねくれてしまったと感じるみたいに、まわりの人々に対する自分の気持ちがよくわからなくなってしまうことがよくありました。その夢を思い出すことができないので、太陽の光のもとでその人を見ようとしても、夢の印象を払いのけることができないのです。私はそれに対抗しました。私は、友だちとして付き合っていきたいと感じた人、傷つけたくないと思っている人から離れることを決めかねてぐずぐずしていることがよくありました。しかし、その人たちのところに戻っていったことは一度もありませんでした。私は、友情をかなぐり捨ててすごしてきた当時の年月をすべて後悔しています。なかには、長くは続かなかっただろうと思う友情もありましたが、ひょっとしたら今頃、私は友だちの輪に囲まれていたのかもしれません。今頃は、家族のような、でも自分が選んだものだからもっと良い、あのリラックスした、長年の年月を経た付き合いに至っていたかもしれません。実際のところ、私にはそれから1年間、キャバレーで歌を歌う勇気がありませんでした。私は生活を縮小して生きていました。

私は、かつて学校で意地悪な子どもたちを恐れていたのと同じくらい、いっしょに働いていた人たちのことを恐れました。体調が悪いときには電話をしたのですが、あまりにも恐ろしくてそれができないときには、大量に薬を飲みました。すべてから逃げてしまう方が楽だったのです。夫とは私が21歳のときに結婚したのですが、ひょっとしたら彼が間に合って帰ってくるかもしれませんでしたし、帰ってこなかったかもしれません。私は、幼稚園の保健室で熱があるとわかって優しくしてほしいと願いながら毎日ベッドに横になっていたときに見つけようとしていたのと同じものを求めて病院へ行きました。おまえは尻込みして、おびえ、内部が破裂しそうになっているんだよ、母はそう言いました。かつては無鉄砲で、図々しかったのですが、今では、人に話しかけているときにどれほど長くアイコンタクトを続ければいいのだろうかと悩むようになっていました。まるで、自分があらゆる部屋へドアを肘で押しのけてツカツカと踏み込んでいるように感じ、普通の人がする軽い、上っ面だけのおしゃべりをすることは到底無理でした。私は、たちまち深く話にのめりこむ、話の中心から遠く離れてしまうかのどちらかだったのです。

私は、その先生との治療を始めるとすぐに、自殺企図をしなくなりました。自殺をしないというのは、私と先生との間の契約の一部でしたし、なぜか、治療を台なしにしてしまわないためにはどうしたらいいのか、自分でもわかったのです。私のなかの生きたいと思う部分がそのチャンスを見つけたのです。

私はついに26歳のとき、転移に焦点をあてた精神療法（TFP）を行っているセラピストを紹介されました。そしてその先生との治療を始めるとすぐに、自殺企図をしなくなりました。自殺をしないというのは、私と先生との間の契約の一部でしたし、なぜか、治療を台なしにしてしまわないためにはどうしたらいいのか、自分でもわかったのです。私のなかの生きたいと思う部分がそのチャンスを見つけたのです。今回は、洞窟からよじ登って出るための足がかりにできる壁がありました。その先生との取り組みは集中的なものでしたが、先生は、私の最も強烈で、最も混乱した感情にも耐えてくださいました。それらの感情は、以前は何らかの危険な形の行動化へ移行されていたのですが、転移のなかで詳しく探求していくことができたのです。転移に焦点をあてた精神療法の手引き（Primer of Transference-Focused Psychotherapy for Borderline Patient）[3]のなかで、著者は次のように記しています。

治療は、知性と理解の両方を必要としており、単なる知的な経験ではなく、患者の激しい感情の世界に溺れることなく、それに曝されることを必要とする感情的な経験でもある。文学的に表現するなら、治療者、は、セイレン（訳注：ギリシャ神話における美しい歌声で近くを通る船人を誘い寄せて船を難破させたという海の精霊。魅惑的な美女、妖婦）の呼び声が聞こえてきてもそれに反応して行動することのないように、船のマストに自分の身体を縛り付けたユリシーズ（訳注：オデュッセイア（Odyssey）のラテン語名。トロイ戦争からのオデュッセイアの帰還を扱ったホメロス（Homer）の大叙事詩の主人公）にたとえられる。そのようにして彼は、声に応じて反応することなくその声に身を晒すことができるのである。

それに、たとえ私がどれほど巧妙に治療を航路からそらし、岩にぶつかってしまおうとしても、治療者は私のために存在しつづけ、揺らぐことはありませんでした。

治療を始めて8年ほどになりますが、私のなかのBPDの部分は詳しく検証され、分解されて、普通のサイズにまで小さくなりました。理性を失わせる激しい怒りは、普通の怒りになりました。圧倒的で強烈な欲求不満は、単なる欲求不満になりました。今では、あの、落ち込んで自分が色あせしたような疲れや、幸せを死に物狂いに求めても何も思いつかない空虚感をほとんど思い出すことができません。それに、音楽を聴くといった単純なことをしたときでも、ひどく気持ちが高まって過剰に刺激された気持ちになることがよくあったのですが、そのような気持ちも今では追い払ってしまいました。かつて、カルーセルのワルツ（訳注：ブロードウェイミュージカル『回転木馬』中の曲）を聴いた後に、その曲があまりにも美しく、あまりにも激しかったために、薬を大量に飲んだことがありました。まるで、私の内部が黄色の鳥たちいっぱいになっていて、鳥たちがくちばしをつついて外部に出ようとしているかのような気がしたのです。私は昔の自分に戻って当時の気に入ったガラクタを救い出すことさえできたのです。私はそれまで、風変わりもしくは創造的であるということと、正気ではないということの違いをわからない恐ろしさから、しばらくの間、何もかもを放っておいたのです。今は、風変わりでも気にしません。

もし8年前の私が、私が必死で手に入れた幸せな結末を、まったく信じられないとんでもない花火ショーのようにしてしまうのではないかと心配しているくらいの、このとっておきの事実を知ったら、さぞかし驚いたのではないかと思います。それは、今、私には４歳の息子がいるということです。私が子どもをもつなんて、一度も考えたことがありませんでしたが、私は、最も私の強さを信じることのできる正常な瞬間にはいつも、何にもまして子どもをほしいと思っていたのです。息子は生を授かったということを心から楽しんでいます。そして息子がその機会に恵まれたことを私は非常に嬉しく思っています。

２　ＢＰＤと手をつなげるようになりましょう

私の問題はかなり早い時期に始まりました。私は、６歳頃にベッドに横たわり、寝室の窓の外から聞こえてくる声におびえていたことを覚えています。それは、私をどうやって殺してやろうかと計画している声でした。その晩はそれから目を覚ましたまま横になって震えていました。私は、あの出来事を一度も忘れたことがありませんし、誰かに話したことも一度もありませんでした。

それから少し大きくなって、祖母を訪ねていたときに「大人」のディナーのために正装したことを覚えています。私たちがレストランへ向かって歩いていたときに、波止場に出て、沈んでいく夕日を楽しもうということになりました。いったい何が起こったのか自分でもわからないのですが、私は歩き続け、波止場の端から落っこちてしまったのです！　私の父が、スーツやら正装用の靴やら、すべて着たまま私のあとに続いて飛び込みました。母は、非常に怒っていました。その翌日、私は無視され、そして自分がとんでもない許されないことをしたことを知りました。

私は、11歳のときに母ともめていたときのことを覚えています。母は、私の人生でそれまでに見たことがないほど怒っていました。突然私は深呼吸をし、自分の内側の世界に逃げ込むと、2つに「分裂」しました。一方の部分は母に向き合っていたのですが、私はもう一方の部分を表に出しませんでした。私は、自分の身体から内的な自分を取り出し、それを、クローゼットの棚に置いた靴箱のなかに入れているところを想像しました。私は、「消えて」、いつでも自分の好きなときに戻ってくることができましたし、そのときの記憶を持つ必要さえありませんでした。私は、自分の世界では安全でした。それは、ピンク色のコットンのように柔らかい部屋のなかへ入っていったようでした(当時、私はピンクという色が大好きだったのです)。他の誰も、その世界を知りませんでした。私が生きていた現実は、問題が存在することが許されず、何をどのように感じたらいいのかがすべて決められていて、すべてが近所の人から秘密にされ、精神疾患なんて言葉が耳にされることのない世界でした。私は、自分の知る限り最善の方法で対処して、生き延びていたのです。

いわば現実の世界から逃避せずにいるとき、私は自分の記憶や衝動、そしてひとりぼっちでいることの恐怖が辛くてたまらずに、その場しのぎの対処法へと走りました。薬、アルコール、自己切傷、そして自殺企図。私はそれらをすべて試しました。

高校生のとき、私は自分だけの秘密の世界に閉じこもって、何時間も、感情を一切表に表さない顔の表情を作る練習や、2人の人間がいるように「分裂」する練習をしてすごしました。思春期と大学時代を通じて、私は、別々の世界を出たり入ったりして精神的な漂流をしていました。世界を移動するきっかけは、通常家庭でのストレスでした。私は依然として誰も自分のそばに近づけませんでした。心のかくれんぼというこのゲームをしながら、学校へ行き、母親と渡りあうために私は全エネルギーを使っていました。残念なことに、いわば現実の世界から逃避せずにいるとき、私は自分の記憶や衝動、そしてひとりぼっちでいることの恐怖が辛くてたまらずに、その場しのぎの対処法へと走りました。薬、アルコール、自己切傷、そして自殺企図。私はそれらをすべて試しましたが、じっくりそれを考えてみようとしたことは一度もありませんでした。なぜなら、それはあまりにも危険なことだったからです。成長するにつれて徐々に私は、自分の内的な世界と自分の家族のなかのごたごたを人に知られないようにし、愛らしく、完全に受け入れられる見かけの姿を装うことができるようになりました。

大学卒業後、私は働きに出て結婚しました。私が結婚した男性がいったいどのようにして私の築いた要塞を通りぬけてこれたのかは、私にとって興味深いとともに不思議なことです。彼は、一度も私を批評したことがありませんし、優しくて、私に敬意を払ってくれる人でした。それに彼は、私の出身家庭がどのようであるかではなく、私がどのような人間であるかに関心を寄せてくれました(とはいえ、彼は私の母に会った直後から、母を口の悪い人だと決めつけていましたけどね)。彼は、私がもっと自分自身を信じられるように助けてくれました。そして私は、彼と私は手に手を取り合って人生を歩んでいけると信じました。26年を経た現在、私たちは、お互いを深く愛し、尊敬し合っています。もちろん、私は、依然として問題を抱えていましたが、彼は私を強い人間にしてくれました。私は、しっかりした自己同一性がないために、自分が何者であるかを顧みないことから発生する問題を予測することができませんでした。

私がお話ししなくてはならない最も大切なことは、私がＢＰＤだということではなく、私が現在、健康で幸せな生活、喜びと悲しみ、達成と挑戦、穏やかなときと辛いときに満たされた生活を送っているということです。

私は子どもを持つようになり、そして、まさしくこのようにはなりたくないと思う母親を知っていて運が良かったと思いました。私が自分の同一性に関して抱えていた問題は、しばしば表面化しましたが、私はいつでも「分裂」することができました。しかし、ボランティア活動などどんな活動をするにつけても、誰かが私の目を見てその笑顔の裏に何があるのかを見抜いてしまうのではないかといつも疑っていました。結局、それは問題になることはなく、素晴らしい生活が続きました。

母が亡くなると、私の生活をつなぎとめていた微妙なバランスが崩れました。またしても私は、疑い深くなり、自殺の思いにとらわれ、向こう見ずな衝動に走るようになりました。当時の暗く混乱した日々のなか、私は、自分が経験している虚しさ、恐れ、自己嫌悪に耐えることができなかったせいで、しばしば解離状態に陥りました。私は、もし私の家族が私について本当に知ってしまったら、彼らは私のことなど見捨てて出て行ってしまうだろうと考えていました。私の行動はますます危険なものとなり、私はいっそう現実から離れていきました。もちろん、私の家族は、物をみる目がないわけでも、愚かでもありませんから、私が苦しんでいることをわかっていました。

とうとう、私はＢＰＤと診断されました。それはひどいショックでした。自己コントロールが失われる、自分の診断を理解できない、いったいどこが悪いのかを自分の夫に話すことができない、そして私たちがそれこそ死に物狂いで求めている情報をどのようにたずねたらいいのかわからない、それは恐ろしいことでした。私は途方にくれました。私はこれまで何もかもちゃんとコントロールして、よくやってきたんじゃないの？　慎重に別の箱のなかにすべてのものを入れてコントロールしてきたんじゃないの？　私はまた悪い少女に戻ってしまったの？　母は亡くなったのにどうして私は、母との戦いに負けてしまったように感じるの？

しかし、私がお話ししなくてはならない最も大切なことは、私がＢＰＤだということではなく、私が現在、健康で幸せな生活、喜びと悲しみ、達成と挑戦、穏やかなときと辛いときに満たされた生活を送っているということです。私の内面生活は大変なものとなることがありますから、私の人生は簡単なものではありません。しかし私は、ある一定の要因がちゃんと揃えば、ＢＰＤの人はうまく人生に対処していけるようになれるということを知っています。

私の考えでは、４つの決定的に重要で、互いに関連し合った要因のおかげで、私はＢＰＤとともに生きていけるようになったと思います。第１の最も重要な要因は、自分の考え方を進んで変えていこうとする姿勢です。変わろうとする積極的な姿勢がないと、何も起こり得ませんし、実際に何も起こらないでしょう。私の場合、自分が変わる必要があると理解するだけでも診断されてから2、3年かかりました。この期間中、治療を受けていたにもかかわらず、私は、ほとんど進歩しませんでした。その場しのぎの行動をやめようとしなかったのです。私は、新しい方法で世界と向き合うことを不快に感じて、進んでそれに耐えていこうとしませんでした。きっと、人によっては変わろうとする積極的な姿勢がもっと前に生じることがあるのでしょうが、私は、環境や記憶が私に都合のよいように変わってくれないことを理解するまでにしばらく時間がかかりました。私は、変化を喜んで受け入れて、自分の行動を変えていくための不器用な試みを頑固に続けなければなりませんでした。内面から変わらなくてはいけないことに私が気づいたとき、私の回復は本格的に始まりました。

第2の要因は、どんなことがあろうとも、患者を支持するためにそこにいてくれ、脅威を与えない、平易な言葉で情報を提供してくれる医療チームの存在です。チームには、精神療法家、精神科医、心理薬理学者、栄養士が含まれるでしょう。個人療法は、BPDの症状に対処していけるようになるための基盤です。なぜなら、そのプライバシーが守られた整えられた環境のなかで、患者は、自分の体験を安心して吟味することができるからです。それは、必ずしも症状が消えるということではなく、その脅威が衰えていくということです。集団療法は、自分がどこに所属しているかということや、自分と同じように苦しんでいる仲間の支持を得ることを可能する場です。それはまた、対人関係について学び、感情や欲求を言葉で表現する練習をするところでもあります。

幸いにも私は、私を無条件に受け入れてくれる2人の専門家による治療を受けました。私の精神療法家は、信じられないほど共感的に私の考え方を変えようとしてくださいました。先生が、治療において私のためにとても安心できる環境を作り出し、私に安全であると繰り返しおっしゃってくださったのは重要でした。先生は、私を批判したりせず、聖者のような辛抱強さをもっていらっしゃいました。私は非常に自分に対して批判的でしたから、これは重要でした。私は何層にも秘密を塗り重ねていましたから、どうやって私を支持していくのが最も良いかを知ることは容易ではありませんでした。私は、精神療法家と関わる際に多くの違った顔と役割を使っていました。感情のかけひきはゲームのようでした。また、あまりにも頻繁に嘘をついたために、自分がどんな嘘をついたのか忘れてしまったほどでした。私たちは、私が選択した行動を理解し、そして次の状況で用いるための予防戦略を考案するのに多大な時間を費やしました。これを克服するのにはかなり長い時間がかかりました。それは、私が、誠実さというものも、言葉をどのようにして行動に移していったらいいのかということも理解していなかったから、そして、自分が自分自身との関係を築き、自分は何者であるのかを明らかにしようとしているということも理解していなかったからです。

もう1人の専門家は、私の治療と回復をより効果的なものとするための適切な薬剤を選んでくださった優れた精神科医でした。私が服用しているほかの薬剤についても考慮しなければならず、また45歳で閉経期前という私の身体的状態も視野に入れたことから、ただでさえややこしいものがますます難しくなっていました。私は必ずしも常に快く話し合いをしたわけではありませんでしたが、先生は、私の治療を受け入れたくない気持ちや、副作用に関する問題に取り組んでいけるよう助けてくださいました。

精神的苦痛を和らげようとしてその場しのぎの方法に手を伸ばしてしまうという旧来の行動は、努力と工夫を重ねることによって、健康的な反応や行動に置き換えられるようになりました。

これら2人の精神科医療の専門家が私に過剰にやさしかったわけではありません。私は、治療契約で定められた自分の課題をこなすことを求められましたし、もちろん、自分の選択とその結末との間の関係を学ぶことが、スムーズに進むときばかりではありませんでした。先生方の一貫した支持がなかったら、今頃私はここにいなかったでしょう。BPDの人の世界において、一貫した支持は決定的に重要なのです。

第3の要因は、BPDの人が自分の環境、他者、および自分自身と関わる際の混乱した、場あたり的な行動を防止する具体的な手段です。私の場合、ニューヨークのプレスビテリアン病院のデイケアプログラムへの参加が奇跡をもたらしました。私は安全でしたし、この安全な温かさのなかでは、強い不安を感じずに済みました。自分がどのように感じているか、または何を考えているのかを表現する私の能力が、限られた、断片的なものでしかなかったにもかかわらず、よく訓練されたセラピストと、必死に奮闘している仲間たちは、私を理解してくれました。そのような環境のなかで、私の生活は本当に徐々に変わり始めました。このプログラムのなかで、私は、弁証法的行動療法（ＤＢＴ）の技能を教えられました。自分の心に焦点をあてる方法を教えられ、否定的な感情を、そしてＢＰＤの人にとっては肯定的な気分を感じることに多大な恐怖と不信感を伴うことがあるのですが、肯定的な感情も、受け入れられるものであるということを理解できるようになりました。私は、不信感の高まりをどのように認識したらいいのかを学び、それにうまく対処して衝動的に行動しないようにするために用いる具体的な技能を教えてもらいました。人と関わる方法や、私の問題のきっかけや敏感さを認識する方法を学ぶことによって、それらに向き合っていくうえで有効な技能を習得しました。集団療法に参加し、仲間たちの助けを借りるなかで、言葉は私にとってより気楽に、恐ろしくなく耳に入ってくるようになりました。精神的苦痛を和らげようとしてその場しのぎの方法に手を伸ばしてしまうという旧来の行動は、努力と工夫を重ねることによって、健康的な反応や行動に置き換えられるようになりました。人とうまく付き合っていく方法を学ぶ、話し方を学ぶ、そしてＤＢＴの技能を学ぶには、練習に練習を重ねる必要があります。容易ではありませんが、私にとってそれは十分努力のしがいのあることでした！　あえて申し上げれば、ＢＰＤの人の誰にとっても、これは十分努力に値することなのです。

あなたの価値と回復する能力を信じてくれる人がいてくれることほど、心に深くひびくものはありません。家族の関与の重要性についてはどれほど強調しても十分ではありません。それは決定的に重要なのです。私の家族の無条件の愛と支援がなかったら、私はどうなっていたかわかりません。たぶん今日、ここにいることさえなかったでしょう。

第４の、そして最後の要素は配偶者、もしくは人生のパートナー、父親もしくは母親、きょうだいの愛と支持です。あなたの価値と回復する能力を信じてくれる人がいてくれることほど、心に深くひびくものはありません。家族の関与の重要性についてはどれほど強調しても十分ではありません。それは決定的に重要なのです。私の家族の無条件の愛と支援がなかったら、私はどうなっていたかわかりません。たぶん今日、ここにいることさえなかったでしょう。彼らは私を信じてくれました。彼らは、私が変わることができると信じ、信じることを決してやめませんでした。私の夫は、想像しうる限りのあらゆる種類の面接に参加し、苦しいときに私を助けるための技能や、私の感情のジェットコースターが耐え切れないものになってしまったときに彼自身を助ける技能を学び、さらにさまざまな情報を集めて、できるかぎり多くを学んでくれました。これは、彼にとって楽しい時期ではありませんでしたが、彼は、私のことも、私たちの関係も一度も断念したことはありませんでした。彼が諦めないおかげで、私は、ＢＰＤとともに生きていけるようになるために努力し続けることの必要性を学んだのです。

現在、数年が経ち、私は、幸せと悲しみを両方とも安全に感じることができるということを理解できるようになりました。今でも私は感情的になるでしょうか？　ありますよ。しかしさまざまな感情に耐えることができます。良い感情も悪い感情も両方ともです。衝動を感じることがあるでしょうか？　もちろんあります。しかし今では、行動する前に考えることをします。今でもひどく敏感になってしまうことは？　あります。しかし、もうそのような敏感さを恐れてはいませんし、いつ助けを求めていいかを理解できます。まさに「分裂」しかかっていると感じることは？　残念ながら、答えは「あります」ですが、それほど多くはありません。どのようにしたらそのプロセスを安全に食い止めることができるかを学び、自分の心のなかにあることをどのように表現したらいいのかを学び続けています。世界と関わり、自分が何者であるかを学び、そしてより平和な気持ちを感じたいと思います。それよりも大切なことなどありませんよね。

私は、学んだ技能を私の生活で毎日活用し続けています。すぐに参照できるようポーチのなかには大切な索引用カードを持ち歩いています。また、明確に考えることができず、パニックがおきていると感じているときにはいつでも使えるように、緊急用カードももっています。残念ながら、世界に対処し、やり取りするための新たな方法を学んだとしても、人の記憶や敏感さが変わることはないでしょう。私の精神療法家がおっしゃるように、問題の引き金となるようなことはあちこちに転がっているものです。したがって人は、バラバラに壊れてしまうことなく、または私の場合は「分裂する」ことなく、それらの引き金と向き合っていけるようになる必要があります。私は、辛い日に自分自身にかける優しい言葉を書きとめたり、苦しく、混乱する感情を言葉で表したりするために、それは今でも時どき私にとって難しいことなのですが、日記を持ち歩いています。私は、人生が私をよく扱ってくれることも悪く扱ってくれることも両方あるだろうということを知っていますが、私はその両方に安全に対処していく自信があります。

ここ数年間、私はフルタイムの仕事に復帰し、一般教養科目と心理学で修士号をとりました。そして精神病に苦しんでいる人びととその家族にＤＢＴと、生活における対処技能を教え始めました。私は、他人を援助し、そして教えるという独特な立場にあります。私は、混乱を感じ、満足に言葉を操れないと感じながら、それでも必死にそれを求めようとすることの複雑さを体験しています。私は何が助けになるのかを体験していますから、現実生活の例を示し、困難な状況にうまく対処するための巧みな方法を提示することで、生きていくための技能を教えることができます。私たちがその瞬間を生きて苦しみを和らげる、話しをする、ロールプレイをする、そしてうまく前進していけるようお互いに支え合うための方法をあみだそうとしていくとき、私は、自分が学んだことを語ると胸がわくわくし、充実した気持ちになります。私は毎日自分にこういっているのです。ＢＰＤと手をつなぐのよ。恐れちゃだめ！　と。

第7章　境界性パーソナリティ障害に対する家族の視点

ディキシアンヌ・ペニー（Dixianne Penney, Dr.P.H.）
パトリシア・ウッドワード（Patricia Woodward, M.A.T.）

境界性パーソナリティ障害に初めて遭遇すると，人は強く動揺させられます。それは，救命救急室から，もしくは学校や大学のカウンセラーからの電話を受けるとか，夜中に泣きながら助けてとドアをノックされるといった経験です。強い感情と極端な行動によって圧倒されると，家族は，そして友人も同様に，自分たち自身も一種の危機状態へ突き落とされます。彼らは，「どうしてわからなかったんだろう?」「自分たちに何かできることがあったのではないか?」「どうして今，こんなことが起きているんだろう?」「この先，私たちはどうなっていくんだろう?」といった質問をします。家族は，状況の深刻さを否認することから，共感的で同情的な姿勢をとることまでさまざまな矛盾する反応を見せるでしょう。しかし，自分の生活がバラバラになってしまった人びとにとって，自分が愛し、頼りにしている人がバラバラになってしまうことは、最も受け入れがたいことなのです。

ほとんどの親は、わが子がＢＰＤと診断されたときに初めてこの用語に遭遇します。親は、米国精神医学会[1]の『精神疾患の分類と診断の手引き第４版改訂版』のことを見聞きしているならば、すぐにそれでこの病気について調べようとするでしょう。多くの親は、ＤＳＭ‐Ⅳ‐ＴＲと呼ばれる精神疾患の分類システムが存在することさえ知りません。私たちのほとんどは、大変な思いをして情報と援助を手に入れるのです。

ＢＰＤのための効果的治療法が次々に開発され、努力に見あった成果が得られることが明らかにされ、病気の人と臨床家が安心して治療に邁進できるようになることが、私たちの願いです。

以下の２つの体験記は、ジェセという名前の若いＢＰＤ女性と父親について、家族や友人の視点から語られたものです。本章はＢＰＤと診断された若い方の家族の見解を提示しますが、私たちは、成人期におけるＢＰＤの重大性を軽視するつもりはありません。すべての年代のＢＰＤの人びとにとって効果的な治療法が次々に開発され、広く利用できるようになること、この障害について一般の人びとの理解が深まり、努力に見あった成果が得られることが明らかにされ、病気の人と臨床家が安心して治療に邁進できるようになることが、私たちの願いです。

診断を告げられて、それに対応すること

15年ほど前、両親と学校の先生方が初めてＢＰＤに遭遇したときのことについてうかがったとき、私たちは、ひとつの表現が決まり文句になるほど繰り返されるのを耳にしました。それは、「私は、それがいったい何なのかまったく知りませんでした。もし知ってさえいれば、よかったのですが」というものでした。彼らがその診断を友人や家族に話したとき、家族から最もよく聞かれる反応は、「それは何ですか？　一度も聞いたことがありません」というものでした。ＢＰＤの診断に対する人びとの反応は、「境界性？　それが統合失調症との境目にあるからですか？」といった、当惑の反応です。

学校の職員室で、ときどき、「そのようなわけのわからないことをおっしゃらないでください。そのお子さんは神経質すぎるんですよ。ただ落ち着く必要があるだけです」という反応が返ってくることがあります。学校の先生は、大人たちの介入と支持が必要な問題を発見するための最適の立場にありますが、先生方に対する研修では、発達上の問題が生徒の行動に及ぼす可能性についての知

識はごくわずかしか伝えられていません。しかも、10代の子どもたちは、不安定ではあっても、成長すれば問題行動が消えていくだろうという神話が一般に広がっています。

ＢＰＤに関する一般の人びとの関心は深まりつつあります。現在では、多くの人びとが、ＢＰＤについて尋ねられると「ええ、それについて聞いたことがあります」「精神衛生やうつ病に関する本当に良いドキュメンタリーが幾つかテレビで報じられるようになってきました」または「ＢＰＤという言葉を耳にしたことはありますが、実際のところ、どういうものなのでしょうか？」といった反応を示します。そのような人びとは、この障害を抱えているかもしれない知人や家族がいると語るかもしれません。しかし、「そのことについて実際に話をする人は誰もいません」とまるでそれがある種の秘密であるようにみなしています。

精神疾患に関する個人的な経験を口に出して語るのに勇気が必要なのは、それへの聞き手の反応が理由であるだけではなく、それが、過去の多くの記憶を蒸し返すことになるからです。ＢＰＤに苦しむ家族の現実を示すために、ＢＰＤと診断された若い女性たちの母親と父親からお聞きした2つの物語を紹介しましょう。

ある母親の経験：内側の視点から

「ママ、私、悲しいの」私はこの言葉を、ジェセが３歳で保育園に通っていたときに初めて耳にしました。振り返ってみると、娘は自分が人とは違うということを他の誰よりも早く知っていたのだと思います。彼女は子どもたちの中に優しい友だちがいたのですが、３歳児の仲間たちに受け入れられたいと躍起になっていました。私が彼女の保育園の先生方に相談すると、先生方は、「娘さんはただ恥ずかしがり屋なだけですよ。彼女はクラスで一番若い方なので、おそらくまだ周りの子どもたちについていけないんでしょう」とおっしゃいました。「成長すればそのようなことも卒業しますよ」先生方はそういって私を安心させました。

「私たちの友人のお子さんたちは、そんなに多くの浮き沈みもなく、普通のコースをたどって大人になっていきました。私たちのめいやおいは全員、何をしても優秀でした。『ジェセはどうしてる？』とたずねられたとき、私たちはどう答えればよいかわかりませんでした。」

それから何年かの年月が経ちました。ジェセは美しく、すらりとした若い女性に成長しました。保育園の先生方が予言していらっしゃったように、彼女は成績優秀で、絵の才能がありました。学校の先生方からよくかわいがっていただきましたし、いつも数人の親しい友人がいました。しかし、彼女はまだ自分のことをよそ者ととらえていました。自分の悲しみの感情についてのジェセの表現が洗練されていくにつれて、彼女は、自分が本当にどこかに所属しているのかがわからなくなっていました。彼女は、他の誰もが、自分がどのような状態なのか、何が起こっているのか、どう行動したらいいのかをわかっているけれども、自分にはそれについて何の手がかりもないと感じていました。私にはそのことがなかなか理解できませんでした。彼女は非常に落ち着いて、自分の人生にしっかり取り組んでいるようにみえました。

ジェセが初めてＢＰＤと診断されたのは20代の初めでしたが、ＢＰＤの幾つかの症状はすでにそれ以前に現れていました。彼女がＢＰＤと診断されたとき、もちろんそれは恐ろしいものでしたが、私たちはそれまで理解し難かった症状に何らかの説明ができるようになったことで、ほっと安心しました。

ジェセはほっそりとした子どもで、私は、彼女の父親とまさしく同じ体質だと思ってきました。彼女は常にうまく標準体重の最低ラインスレスレにとどまっていました。彼女が10代の頃、小児科の先生と私は彼女にまんまと騙されて、彼女はただほっそりとしとした体型であるだけだと信じていました。その一方で、彼女は、奇妙な食習慣、自分の食物摂取についての嘘、完全に歪んだ身体イメージ、といった摂食障害の多くの症状を、そして16歳頃になると重症の過食症の症状を示すようになっていました。

「BPDの人びとを快く受け入れてくれる治療プログラムをみつけるまで、私たちは、多くの臨床家がBPDが治療困難であり、またその家族が関わりすぎ（過干渉）であるとして、見離してしまっていることを思い知らされました。」

薬物とアルコールの問題も生じました。このような問題にも関わらず、ジェセは、学校と芸術の面で依然として秀でていました。彼女は、自分で選択した名門大学に入学を認められました。私は、これが彼女の自信を深めて、彼女の支えになるだろうと思いました。この難しい病気がすでに彼女をむしばんでいることに思い到りませんでした。私は、ジェセが大学に入った直後に絵を描くのをやめてしまったときに何かひどく良くないことが生じていると気づくべきだったのですが、彼女が勉強のためにもっと多くの時間が必要なのよと言い張ったために、私は安心してしまったのです。2年生になった直後に、彼女と私たちの生活はバラバラになってしまいました。ジェセは大学を退学して自宅に帰ってきたのですが、5フィート6インチの身長に対し体重はわずか85ポンドしかなかったのです(訳注：身長約1メートル68センチ、体重約38・6キログラム)。

私たちは皆、どれほど孤独に感じたことでしょう！　ジェセはひどく恥ずかしがり、助けを求めることにためらっていました。私と夫は、何かひどく良くないことがあると感じていましたが、なおも、否認していたのです。私たちの愛する優秀で才能豊かなはずの娘が18歳のごく普通の活動に適応できないだけでなく、自己破壊的な行動にまで走るなんてことが、いったいどうしてありえるのでしょうか？

わが子の問題についての恐怖のなかで、私たちはそれを何とか理解しようとしました。当時は何の説明も見つけることができませんでしたから、私たちは内側へと目を向けました。私たちの何が悪くてこんなになったのでしょう？　祖先の遺伝子がこれらの問題を生み出したのでしょうか(私たちはまだ、精神疾患という言葉を使わず、問題と呼んでいました)？　それとも彼女の子ども時代の家庭環境が原因だったのでしょうか？　私たちは自分たちを責めました。私たちはまた、友人たちからだけでなく私たち自身の家族から、初めて本当のスティグマ(偏見)を経験しました(それとも「感じた」というべきでしょうか)。私たちの友人のお子さんたちは、そんなに多くの浮き沈みもなく、普通のコースをたどって大人になっていきました。私たちのめいやおいは全員、何をしても優秀でした。『ジェセはどうしてる？』とたずねられたとき、私たちはどう答えてよいかわかりませんでした。私たちは、彼女のどこが悪いのか理解できなかったのですが、この現状を誰にも話したくないと思っていました。時候の挨拶状には、少なくとも何か、わが子の達成について書くのが普通ですから、私たちは、挨拶状を出すのをやめました。社交的な会合に顔を出すのも避けるようになり、親戚との関係はギクシャクしたものになりました。私たちの昔の生活は終わってしまったのです。

この病気のスティグマ（偏見）は、友人や家族だけにとどまりませんでした。ＢＰＤの人びとを快く受け入れてくれる治療プログラムをみつけるまで、私たちは、多くの臨床家が、私たちの話に耳を傾けてくれず、なぜ私たちの子どもを治療することに関心がないのかをきちんと説明してもくれずに、ＢＰＤが治療困難であり、またその家族が関わりすぎ（過干渉）であるとして、見離してしまっていることを思い知らされました。親として私はたびたび、治療者のなかには、私のことをＢＰＤの子どもがいるせいでＩＱが40落ちてしまったという目でみている人がいると感じたものでした。

それよりももっとショックで傷ついたのは、精神疾患の人たちのための有力な支援団体がＢＰＤに対してほとんど、もしくはまったく関心をもっておらず、ときには、サポートを求める私たちの声を抑圧しようとさえしたことでした。

私たちは長年にわたりジェセのために援助を求めつづけました。多くの治療者、幾つかのデイケアプログラム、そして５回の入院の後、回復ためのエネルギーと望みは消えてしまいました。ある日曜日の午後に、私たちは最悪の電話を受けました。それは「お宅のお嬢さんが大量の薬を服用しました。彼女は救命救急室にいます。できるだけ早くこちらへいらっしゃってください。お嬢さんの命はもたないかもしれません」というものでした。私たちが到着したとき、ジェセは四肢を拘束されて、さまざまなチューブがとりつけられていました。それからのことを私はほとんど思い出すことができません。

私はＢＰＤの自殺の危険のある患者の治療のために、リネハン[2、3]によって開発された認知行動療法である弁証法的行動療法（ＤＢＴ）についての話を知らされました。この治療をジェセが近くの場所で受けることができることは、奇跡のようでした。

週に１度、複数の家族による集団療法がこのプログラムの一部として行われました。私と夫は、そのプログラムに参加しました。理想的には、家族とＢＰＤの当人の両方がこれらのプログラムに参加し、ＤＢＴに基づいた認知行動療法の技能が教えられ、さらに安全な状況のなかでお互いのコミュニケーションの練習が行われるのです。私と夫は、しっかり嘆くことによっていたずらに自分を責めるのをやめること、深く悲しむことによって罪悪感という重荷を下ろすこと、そして私たちの苦悩に無理解な人たちから受ける偏見によって加えられる苦しみからのがれることに取り組んで、大いに助けられました。

ジェセが自殺企図をしたとき、私は、彼女の回復への希望を抱き続けるだけの強さが自分にないように感じました。家族の集団療法のなかで私たちが受けた教えの多くは、集団に参加したＢＰＤの人から学んだものです。彼らのほとんどは、ジェセと同じ若い女性たちでした。どのようなことが彼らにとって役立ったか、どのようにすれば押しつけがましくなく支持することができるのか、いつ率先して行動を起こすのか、どんな場合なら罪悪感を抱く必要がないのか、偏見で差別されるようなことがあったら、たとえそれが祖母や親戚、もしくは治療者に立ち向かうことを意味しているとしても、私たちの娘がそれに対抗していけるようにどのように助けていったらいいのか、ということが語られました。このような彼らの貴重な助言のおかげで、私と夫は、もう一度自分たちの人生に責任をもって取り組むことができるようになりました。このようにして、私たちは、ジェセが自らの回復の責任を引き受けるための勇気と強さを取り戻せられるよう援助するチームの一員になれたのです。

それは長いプロセスであり、非常につらい取り組みでした。ジェセは、もう一度働くようになって大学の学位を終了したいと強く望んでいますし、その準備を進めて、一歩一歩その目標へ向かって近づいています。彼女には再び友だちもでき、友だちの間ではリーダーとみられています。まだ短い期間ですが、私たちのもとには今娘が戻ってきています。私たちがかつて知っていたジェセ、もう二度とその姿を目にすることはないと思っていたあのジェセが戻ってきたのです。

ある父親の経験：外側の視点から

これは、私が友人として目にしたある家族におけるＢＰＤの影響についての物語です。私には、ある病院の一室の非常に鮮明な記憶があります。窓の外をみつめていて振り返ったとき、私は、ドアのそばのベッドの端っこに下着姿の女の子が座っているのが見えました。彼女は、ただそこに座って、頭を垂れ、弱々しく両手を膝の上で握り合わせていました。戸口の枠に囲まれる形で、３人の人物、母親、父親、そして兄が立っていました。彼らは、時間と空間のなかで凍りついたままになっていました。その病院は大学街にあり、父親は見るからに「教授」という感じに見て取れました。彼らは、あのような危機的な状況のときであっても、非常にしっかりとした、冷静な人びとである様子でした。研修医が彼らの後ろから姿を現しました。そして彼らがゆっくりと向きを変えて去っていくとき、彼らは、親密な家族集団であり、互いに気づかっており、そのしぐさと動きは穏やかなものと感じられました。

私は、数時間後にたまたまカフェテリアで彼らを見かけました。対立のあることは明らかでした。息子と母親はいっしょにいて、じっと動かず、受身的で、沈黙していました。父親は、少し離れたところに座っていましたが、部屋の動きに注意を向けて、出入りする人びとをみていました。そのときの私たちはちらっと視線を交わしただけでしたが、数年後に別の病院で出会ったときに互いを認識するには十分でした。彼は老けており、自暴自棄にもなれないほど悲しみと喪失に打ちのめされていました。彼の妻は彼を置いて去り、息子は彼に話しかけようとしませんでした。少女は、その頃までに２人の子どもの母親になっており、離婚協議の最中で、子どもたちに会うことを家族に許そうとしませんでした。彼は、幼い子どもたちの身を案じましたが、子どもの養育権を得ようとする試みは失敗し、家族はますますバラバラに引き裂かれていました。多くの医療関係者に相談したにもかかわらず、誰も少女を助けることができなかったのです。彼女は、感情障害、双極性障害、そして物質乱用のための数年間の治療の後、最終的にＢＰＤと診断されました。彼の妻に関して問題となっていたのは、虐待であり、このケースでは性的虐待でした。妻が父親への非難を口にするとき、父親の顔は、そしてその全身さえも、ねじれているように見えました。母親は、ＢＰＤの原因について勉強し、その知識をもっていました。娘自身は、そのような非難を一切したことがありませんでした。最初の入院のときに家族が経験した無力感と混乱は、何年も続きました。彼らは、感情の泥沼に陥り、関わりすぎ（過干渉）と関わりの不足、巻き込み（巻き込まれ）と機能不全といった、いかにも矛盾する用語に混乱し、途方に暮れていました。

父親は、自分自身のかかえている絶望感から、セルフケア技能の修得を支援する家族ソーシャルワーカーとの継続的な相談を求めました。ソーシャルワーカーは、パーソナリティ障害の問題についての話し合いが行われている、他の患者も参加している集団プログラムに出席することを彼に提案しました。2カ月にわたる週1回のプログラムは、効果がありました。彼は、パーソナリティ障害の特徴とその影響について多くのことを学び、家族における自分の役割を修正し、家族同士の支持的な関係を発展させる努力を続けました。

家族は、感情の泥沼に陥り、関わりすぎ（過干渉）と関わりの不足、巻き込み（巻き込まれ）と機能不全といった、いかにも矛盾する用語に混乱し、途方に暮れていました。

長年にわたりBPDについての知識の不足が家族を苦しめ、結局精神的、財政的な甚大な負担によって取り返しがつかないほど家族を崩壊させてしまったのですから、この父親は、ある意味で不運でした。しかし、最後には、個人的な動機からパーソナリティ障害に対処するための訓練を受けた、進歩的な精神衛生の考え方をもつ臨床家、ソーシャルワーカーにめぐり会えたのは、幸運でした。その結果、父親は、自分の娘との関わりを再構築するためのコミュニケーション技能を習得することができました。彼の態度が変わったことによって、彼の娘は、父親にする自分の欲求を認識できるようになり、家族は徐々に自分たちの関係を修復しつつあります。

ＢＰＤに関する家族の経験についての考察

●慢性疾患としてのＢＰＤ

誰かが慢性疾患に罹患すると、その影響は、その家族、親戚、親しい友人、そして雇用主といったすべての人々に及びます。病気によっては、対応が確立され、原因が明らかにされ、治療方法が特定され、さらにその経過と結末が確定されていて、家族がどのような行動をとったらいいのかが明らかにされているものもあります。しかし慢性疾患は、たとえそれがよく知られていて、理解されていたとしても、家族の非常に大きな負担となります。原因が明確でない、もしくは特定されていないとき、診断があいまいであるとき、治療の選択肢が限られているとき、および予後が不確かであるとき、その負担と重圧はもっと大きなものとなります。

親は、もしＢＰＤを引き起こした責任が自分にあるのなら、自分が実際にこの障害を「治す」ことができると感じるかもしれません。治療者は、家族が罪悪感を抱いて自責的になるといった事態とならないように援助するべきです。

家族のなかの誰かがＢＰＤの診断を受けることは、その当人にとっても、またその家族にとっても、人生を変えるような出来事です。家族は、ＢＰＤに特有の要因や行動という問題に加えて、すべての慢性疾患に共通の問題に対処しなくてはなりません。家族が直面する問題は、診断を受けた当人の年齢や、その人が自宅で生活しているか否かによって左右されます。当人が18歳未満である場合、もしくは親が医療費を負担している場合、親も治療に関する情報を入手できるでしょう。病気の人が自宅から離れていて家族が十分な情報を入手できず、しかも患者が精神的、財政的支援を確保し、雇用、保険、社会保障を整えることを自力でしなくてはならない場合、家族のサポートを得ることははるかに難しくなります。

当人が自宅で生活していたとしても、依然として次のような問題があります。回復の目処がつくまでに数年を要することがある障害にかかっている患者が適切なサポートを受けているのかどうかを、家族はどのようにして知ったらいいのでしょうか。治療の進展が遅く、不確実でさえあるかもしれないとき、家族はどのようにして進歩を確認したらいいのでしょうか。また、危機の状態で別の問題に取り組むのは不可能ですし、物事が順調にいっているときにも潜在する問題に取り組むのを避けるという人間の性質もあります。しかも、家族は通常、患者の治療者と家族の問題を話し合おうとは考えません。したがって、家族にとって重要な問題は、精神的、財政的な問題を扱い、それを解消していけるような話し合いの場をどのように求めていったらよいかということになります。

患者の治療にあたる専門家が、その家族は機能不全であり、親を「原因」とみなしている場合、家族が患者の支えになろうとすることはおそらく二重の意味で困難でしょう。

適切な治療者をみつける

病気の家族がＢＰＤ以外にも問題を抱えているとき、たとえどれほど愛情にあふれ、固い絆で結ばれた家族であっても、家族の機能を維持することは非常に困難です。しかし、1つ明らかだと思われることは、ＢＰＤの人が、たとえば、うつ病、摂食障害、物質乱用、アルコール乱用、といった合併精神障害を抱えており、ＢＰＤへの取り組みもなされていないならば、当人が安定した生活を送るために必要な変化が、よりいっそう達成困難になるということです。最も重要なのは、快く質問に答え、なぜその治療法を行うのかを説明し、そして危機に備えた緊急計画を立てることも含めて治療の優先順位を定めてくれる、信頼のおける治療者を見つけることです。お金を浪費する、危険な行動に関与するといった問題に取り組み、家庭や職場での関係者の期待を満たしていくなかで、その治療者が、ＢＰＤの当人と家族、もしくは当人の重要な人びとと協力できるならば、いっそう効果的です。

治療者は、家族が罪悪感を抱いて自責的になるといった問題を避けるように援助すべきです。しばしば親は、もしもＢＰＤを引き起こした責任が自分にあるのなら、自分がこの障害を実際に「治す」ことができると感じるかもしれません。複数の要因や出来事が組み合わさってBPDは発症すると考えられることから、患者が障害の結果生じる問題とうまく付き合っていけるようにするためには、精神療法、サポート、そして薬物療法の組み合わせが必要だと考えるのが自然でしょう。BPDの人と家族を、それぞれ別々に、そしてときにはいっしょにして、変化を起こすために必要な階段を上っていくように導いていくには高度な訓練、技能、経験、そして思いやりをもって治療に取り組んでいく姿勢が必要です。

入院治療について家族が知っておくべきこと

BPDの症状は、外来患者のおよそ10パーセント、精神科入院患者の20パーセントに認められることが知られています。精神科医療サービスのこのような状況は、BPDの当人にとってだけでなく、医療サービスの負担という点でも、この障害の深刻さを示しています。医療費の保健による払い戻しは人によってさまざまですから、患者と家族は、医療保険と地域の医療費の補助制度をよく理解しておく必要があります。医療保険では、精神疾患が除外されていることがあります。治療サービスが保険でカバーされているのかどうかが不確かであることは、患者と家族にとって非常に不安なことです。

家族は、患者の権利はもちろん、病院、または施設の規則を知っておくことも必要です。治療チームの構成、スタッフに対する訓練のレベルは、病院によって非常に大きな差のあることがあります。家族への対応に関する施設の方針は、必ずしも家族に好意的であるとは限りませんし、病院スタッフの援助なしでは、閉鎖病棟の雰囲気や制限に慣れるのに相当苦労するでしょう。緊急入院が必要となるような不安定な状態では、スタッフの関心は患者に向けられています。家族には、危機的な状態にある当人と自分たちとの関係が問題視されていると感じるかもしれません。新しい言葉が耳に入ってくるでしょう。たとえば、患者の安全を確認するために病院スタッフによって定期的に行われる巡回とか、鋭利な物とは、爪やすりやハサミなどの自傷行為に用いられる可能性のある危険物とかです。病院での生活には、これらの言葉が新たな意味をもってきます。

病棟やカフェテリアを訪れている人びとを観察すると、自然にふるまっている人々は、病院での生活の手順を以前に何度も経験してきていることがわかるでしょう。スタッフにはどのように話しかけたらいいのか、いつ医師に会えるのか、ソーシャルワーカーの部屋はどこにあるのか、といったことを彼らは承知しています。これらの人びとは実際に病院のシステムを学んできたのです。みなさんもきっと、学ぶことができるでしょう。

虐待のスティグマ（偏見）への対応

ＢＰＤに対する偏見によって、家族、友人、さらに医療スタッフやサービス提供者との関わりが歪められてしまうことがあります。精神科医、臨床心理士、およびソーシャルワーカーの研究論文や研修の資料では、それを強調する意図がない場合も含めて、ＢＰＤと診断された人びとにおいて、虐待が行われてきたという仮説が紹介されています。状況を打開するために治療者に助言を求めて相談したとき、その治療者から問題の子どもが虐待を受けた子どもと同じような行動をしているとコメントされると、それは、家族や親しい友人に対する相談した人の心構えに強い影響を残すことがあります。その人が親ひとりで育てられ、自分がこれまで虐待的でなかったことをわかっているとしたら、その虐待はどこで受けたものかと疑うでしょう。他に家族がいる場合、その子に接触できた可能性がある他の人びとを、あなたはどのような目でみるでしょうか？　親たちは、自分たちの夫婦関係をどのように見るでしょうか？　両親および他の関係者にとって問題は、虐待や養育放棄があったという可能性によって自分たちと治療チームもしくは個人精神療法の治療者との対人関係にどのような変化をもたらすかということです。臨床家にとって、自分の患者の苦しみに加担したかもしれない人と顔を合わせるのは間違いなく辛いことなのですから、目の前に座っている精神科医療の専門家が自分たち家族をどう思っているのだろうと思い悩むことは非常につらいものです。それはしかたのないことですが、それでもやはりつらいものです。家族に病気の人を抱えていることで生じる一般的な負担に、精神疾患の家族がいることで生じる偏見が加わり、このような批判的な視線にさらされるなら、家族の孤独と重圧ははかりしえないほど大きなものになります。疑われるということの忌わしい雰囲気のなかで、家族がしなければならないこと、つまり、家族自身の感情に流されるのではなく、必要な援助を求めることやＢＰＤの人が求める支えとなろうとすることに集中するということは、やはり難しくなります。

家庭環境のなかでＢＰＤに対処していく

人がどのような援助を必要としているのかということは、難しい問題です。家庭環境において実現していくべき重要な条件とは、どのようなものでしょうか？　家族はどのような考え方、もしくは心構えを取り入れ、つくりあげればいいのでしょうか？　ＢＰＤの人はときどき、とてもしっかりしていて、すばらしい能力をもっているように感じられることがあるため、家族は当人に何を期待できるのか、または期待すべきなのかについて判断に迷うことがあります。自分がひどく脅かされているとか、自分が脆いとかと感じることのある人にとって、家族との不和は不利なことですから、家族が統一された方法で関わることはとても大切です。ここでは、カウンセラーと協力してアプローチ方法をつくりあげ、課題の優先順位を設定することが必要になるでしょう。安全は通常、第一に優先されることですから、家族は、自傷行為、または薬の乱用などの緊急の場合に誰に連絡をとったらいいのかを知っておくべきですし、そのような場合の対応計画をきちんと立てておくべきです。ここまでは許容できるという限界を設定すること、明確にそして正直に必要なこと言明できるということは、考える以上に難しいことですし、その場合には、支持的であることと患者を甘やかすことの違いを理解しておくことが必要です。激しい議論の真っ只中で最後通牒を言い渡すよりも、冷静なときに必要なことを説明するほうがずっと容易です。

決断をくだす際には、私たちの全員がそれに参加することが必要です。協力をしながら、一貫したやり方で決断をくだしていく過程を通じて、ストレスに晒されている人を助けていけるようになるということを学習するのには、一定の時間が必要です。ＢＰＤの人は、批判をけんかを売っていると受け取ってしまうことがありますが、家族メンバーは、自分も批判に対して同じ反応をしないようにすることが重要です。誰にでも意見の相違はありますが、基本は感情をエスカレートさせず、注意深く話を聞く姿勢を保つことです。大きな問題を見出して、それに小さなステップで対処する方法を見つけることができれば、家族は欲求不満や失望に陥らずにすむようになるでしょう。

私たち自身が変わる

楽観的でいて、同時に現実的でいるというのは、その人自身がそのように決めることが必要なことですし、それはＢＰＤの人に要求されていることでもあります。ＢＰＤの人は、長期間にわたって自分の感情や、感じ方、考え方のパターンを観察しながら内面的に変化をしていくことが求められています。同様に、家族メンバーも自分たちの感情をモニターし、自分自身の思考パターンを自覚しようとする必要があります。あなたが心配する人が痛切な精神的苦しみを経験するのを見ることは非常に辛いことですし、失敗を繰り返す患者を見守るには、しばしば強い信念が必要となります。もし私たちがある行動を故意になされた有害なものととらえたら、私たちはそれに反応してしまうでしょう。もし私たちがその行動を、意図的なものでなく、技能の未熟さの反映ととらえるなら、それは、私たち自身の身体的、精神的な幸せを増進するための心理的な手がかりを探すための動機づけとなるでしょう。私たちは、ＢＰＤの人に自分の苦しみを癒す技能が不足していると考えています。もし私たちが精神的健康の良いモデルを示そうというのなら、私たちは、彼らの支えになろうとしている者として、自分たち自身が身体的、精神的に健康でいるように心がけることが必要です。親であるということについての古いことわざは、自分自身の面倒をみることができないなら他の誰の面倒もみることはできないと警告しています。親やその他の家族は、自分たち自身のことを、精神保健の向上のための「援助者」として考えていないかもしれませんが、実際には、そうなのです。これは、家族がＢＰＤの人のために機能的で快適な家庭環境を作り出そうと努力するのと同時に、家族が、自分たち自身の精神的健康を維持しなければならないということです。

もし私たちが精神的健康の良いモデルを示そうというのなら、私たちは、彼らの支えになろうとしている者として、自分たち自身が身体的、精神的に健康でいられるように心がけることが必要です。

BPDに有効な治療法をみつける

本章におけるジェセ（『ある母親の経験：内側の視点から』）と父親（『ある父親の経験：外側の視点から』）についての2つの物語は、何年も前に始まりました。それ以来、BPDに関する精神科医療サービス、健康保険の対応、研究、および専門家に対する訓練に、大きな変化が起きています。医療サービスは、患者がどこに住んでいるかによって違いますが、多くの精神科医療センターは、若い人びとがBPDの診断を受ける原因となった危機的状況に対して一連のサービスを展開します。親には、どのような治療が進められることになるのかを示した「行程表」が与えられます。批判的な雰囲気の家族ミーティングではなく、家族には、危機的な状況にある患者を助けるための精神的援助や支援が行われます。BPDの人は、デイケア治療プログラムのなかで、DBT技能の継続的な訓練を含めて、集中的なカウンセリング面接を受けることもあります。その親に対しては、BPDに関する情報、治療選択肢の説明、コミュニケーション技能の教育、サポートトネットワークを築くための援助が提供されます。さらに、本書で説明したような、サポートまたは心理教育を引き受けてくれる病院または施設が紹介されます。

将来は、さらに希望が広がるでしょう。統合失調症や自閉症の人に必要な援助をするために親と専門家がいっしょになって協力してきたのと同様に、ＢＰＤの原因と、より効果的な治療手段に関する研究に大きなエネルギーが注がれています。現在、いくつかの病院や施設が中心となって、ＢＰＤの研究と治療のためのモデルプログラムが推進されています。おそらくいつの日か、すべての苦しんでいる家族にとって適切な時期におけるＢＰＤの正確な診断、患者の必要を満たす効果的な治療プログラム、および家族と友人へのサポートが可能となるでしょう。

家族は、自分自身の外傷的経験をいやしてくれる情報やサポートが得られたとき、広い意味で治療チームの重要なメンバーとなることができるでしょう。

人生のほとんどの出来事と同様に、ある人がＢＰＤと診断されるときにはその先駆けとなるような出来事があります。ジェセが大学から自宅に戻ったこと、その若い母親が病院に駆けつけたとき、それらは、ショックの反応が始まる先駆けだったのです。家族が危機的状況に対処し、次の行動を決めるのを援助するための配慮のゆきとどいた介入が大きな違いを生じるのはこのときです。これは、人間の選択によって生じる障害ではありません。家族は、自分自身の外傷的経験をいやしてくれる情報やサポートを得られたとき、広い意味で治療チームの重要なメンバーとなることができるでしょう。

自分自身の人生を生きる

本章を終わるにあたり、お話ししておきたい2、3の補足的事項があります。私たちは、たとえ希望がしばしば苦痛のタネとなるとしても、希望を持ち続けていくことができます。何もかも失われてしまったように思われるときでも希望は生き続けることができます。それはあなたのお子さんがいつでも頼ることができる導きの糸になるでしょう。私たちは、BPDの人を歓迎し、家族への情報提供の重要性を正しく評価して、それを、家族全体の短期的、長期的福利にとって重要であると考えるプログラムと治療者を探し求めなくてはなりません。幸運にも、BPDの家族を対象に考案されたサポートプログラムが開発されています。私たちは、自分自身を大切にすることが重要です。残りの人生を犠牲にして、自分の時間や対人関係、エネルギーをすべて、病気のわが子に注いでしまうということもありがちのことです。

何が安らぎを与えてくれるかは、それぞれの人によって異なります。春、夏、そして秋に、役立つことは、毎日庭で作業をする数分の時間を見つけることです。そして冬には、生花を飾る時間が必要です。あなた自身のための時間、あなた自身になることのできる時間をとってください！　あなたはいつの瞬間もあなたにできる最善を尽くしたと感じる必要があります。あなたのお子さんがこの病気になろうと自ら選択したのではないのと同様に、あなたがこの病気を引き起こしたのではないのです。

第8章 家族の外傷体験から家族のサポート体制へ

ハリエット・P・レフリー（Harriet P. Lefley, Ph.D.）

精神疾患は、それが重篤であるならばどの精神疾患も同様に、患者とその家族の両方に混乱と深い悲しみをもたらし、人生を変えてしまうくらいの外傷的な出来事となります。統合失調症や双極性障害といった精神障害が家族に与える影響については、その介護の負担を含めて、現在ではかなりの量の研究が蓄積されています。しかし、境界性パーソナリティ障害（ＢＰＤ）についての研究では、概して病因、つまり、この精神障害を生じさせたと考えられる先行する出来事や対人関係に焦点が当てられてきました。家族がＢＰＤとともに生きる上での困難についてはごくわずかな情報しかありません。それゆえ本章で私は、ほとんどがＢＰＤにあてはまる一般の精神障害における家族の負担に関する文献を展望することにします。ＢＰＤに独特の家族関係についての研究結果も検討します。これらの研究所見は、精神保健の専門家の教育に使われていますので、それらの専門家の家族に対する態度に影響を与えているものです。家族と専門家との関係に対するこのような教育がもつ意味は、もっと検討する必要があるでしょう。この関係は、家族にとって有益にも有害にもなりえますし、患者のための適切な家族のサポートシステムを整える上で重要でしょう。

家族がこの障害とともに生活していくことや、精神保健システムとの関わりについての本章で展開される議論は、２００２年７月に行われた家族を対象とした研究における面接から聴取された家族の実際の体験に基づくものです（P.D. Hoffman, P. Woodward, D. Penney, et al,「家族から学ぶ」未発表原稿２００３）。この面接研究は、ＢＰＤを抱える家族の生活における出来事を、他の主要な精神障害の患者の家族の出来事と比較したものです。この研究の知見は、ＢＰＤの問題行動とこの病気に対する自分自身の反応に対処するための技能を学ぶために役立つでしょう。本章の最後では、家族がその統合性と家族自身の生活を生きる権利を維持しながら、自分たちの愛するＢＰＤの人の支えとなってともに生活できる方法が提示されます。

精神疾患についての家族の体験

家族メンバーが精神疾患である家族の体験についての研究では、どの診断でも広範囲の問題が生じていることが明らかにされています。家族の現実的な負担は数多くあります。それらは、精神保健やか社会サービスの必要性、しばしば生じる刑事的問題に費やされる時間とエネルギー、家庭生活の混乱、精神障害の当人が期待される役割を果たすことができないこと、精神障害による経済的負担、きょうだいや子どもたちなど他の家族の犠牲、社会活動の制限、家族が自分自身の計画を実行できないこと、状況的な困難および外の世界との関係が損なわれること、適切な入院施設または地域の住居を確保することの困難などです。また、心理的な苦しみも小さくありません。それは、発病前のパーソナリティがかわってしまったことを嘆くこと、得られたはずのものが失われたことへの悔恨、愛する人の苦しみに共感して生じる苦しみ、将来への心配といったものもあります。

家族は、どうしたらここまでは許容できるという限界を設定し、適切な期待のレベルを定め、そして何よりも、自分たちにふさわしい生活を送る自分自身の権利をどうしたら尊重できるかを学ぶ必要があります。

家族は、怒りをぶつけられること、非難されること、言葉による虐待や身体的虐待、病気の否認や治療の拒否といった、さまざまな困難な問題に取り組んでいかなくてはなりません。さらに家族は、しばしば専門家の援助が一切ないなかで、許容しうる限界や自分たちの行動の説明、自分たちに必要な適切な行動を考えなければなりません。社会的および状況的なストレスの他にも、精神保健にたずさわる人の批判的で冷たい視線、情報の否認、および病気の当人とその家族のための治療体制が不十分であることが問題を増大させています[14、17、20]。

これらの問題の多くは明らかに、社会の精神保健システムのレベルでの解決策を必要としています。この解決には、そのための組織と患者支援活動が必要です。BPDの人の家族会、境界性パーソナリティ障害の理解を進める連合会（NEA‐BPD）の設立は、正しい方向へ向かう重要な第一歩です。しかし、今ここで、どんな手段も利用できるとしたら、家族の心的外傷を癒し、家族サポートシステムの整備へ至ることが、どのように実現されるべきでしょうか？　精神療法は通常、心的外傷の適切な治療方法であると考えられていますが、研究では、家族の心理教育、つまり、基本的な情報の提供、サポート、およびこの障害と共に生活し、それに対処していくための技法を教育することが最も効果的であることが実証されています[8]。現在のBPDの家族療法は、そのほとんどが、最初から心理教育が組み込まれています[4、9、12]。

多くの研究論文は、BPDに先行する事として、原因ではなくておそらく引き金として、幼少期の虐待に注目しています。ほとんどのBPDの治療プログラムでは幼少期の心的外傷が病因として想定されています。

病気についての知識は、ＢＰＤの人の家族全員に伝えられる必要があります。それらは、ＢＰＤの病因や症状、その生物学的および心理学的基盤、治療に用いられる薬剤といったことに関して明らかになっていること、そして障害が顕在化するまえのサインをどのように認識するかといったことです。

さらに家族は、適切なコミュニケーション、行動のマネジメント、および問題解決策といったことがらの基本も学ぶ必要があります。家族自身の怒り、罪悪感、不安、および欲求不満が正常な反応であること、そして愛する人の混乱した行動をエスカレートさせないようにできるということを理解する必要があります。家族は、どうしたらここまでは許容できるという限界を設定し、適切な期待のレベルを定め、そして何よりも、自分たちにふさわしい生活を送る自分自身の権利をどうしたら尊重できるかを学ぶ必要があります。家族は、自分の悲しみと希望を他の人びとと共有し、支えられることによって、彼ら自身が自分の愛する人のサポートシステムとなることができます。家族は専門家から何を期待できるのでしょうか？　ＢＰＤの場合、患者を治療するための技能とその家族を助けていくための技能は、統合失調症や双極性障害といったほかの精神障害の場合よりも、はるかに普及が遅れています。しっかりした病因についての研究も乏しく、家族に原因を求める理論が依然として主張されています。

家族とBPDに関する研究

BPDの生育歴に関する研究は、他の精神病性障害に関する研究とは大きく異なっています。たとえば、家族と統合失調症に関する現代の論文で、25～30年前によくみられたダブル・バインド説（二重拘束理論）や統合失調症因性の母親といった家族が病気の原因とする説が論じられることは極めて稀です。統合失調症における環境的影響としては、養育の問題ではなく、発育中の胎児に対する非遺伝的な侵襲が現在問題にされています。しかしBPDの家族に関する最近の研究は、その少なくとも90パーセントが養育の問題を扱っているのです。多くのの研究論文は、BPDに先行する事として、原因ではなくておそらく引き金として、幼少期の虐待に注目しています。ほとんどのBPDの治療プログラムでは幼少期の心的外傷が病因として想定されてしまっています。

幼少期の虐待と養育放棄についてのスティグマ（偏見）

ほとんどの臨床家は、幼少期の心的外傷と親の養育の問題や養育放棄とを結びつけて考えています。不適切な養育が統合失調症やその他の重篤な精神障害を引き起こすという30～40年前の考え方は、家族の苦しみと絶望をもたらしました[18、23]。このような暗い歴史を考慮するならば、BPDの原因についての説明は、非常に注意深く行われる必要があるように思われます。疾患の原因を明確にすることは、適切な治療モデルの作成、家族、患者、そして専門家の協力関係の発展、および患者の怒りと家族の混乱と罪悪感の軽減のために極めて重要です。究極的な目標はもちろん長期的な予防です。

性的虐待は、ＢＰＤに先行する最も可能性の大きな出来事の１つとみなされています。しかし、研究では２つの明らかな要因が浮かび上がっています。第１に、言葉による虐待、身体的な虐待、または性的虐待といった、あらゆる種類のうち何らかの虐待を報告する人びとの大半は、その体験によって精神的に傷つけられていても、ＢＰＤのような深刻な精神障害を発症していません。幼少期における性的虐待は、成人のうつ病の方に強い関連があります。ＢＰＤの患者とその他の第Ⅱ軸パーソナリティ障害の患者を比較している大規模な研究では、ＢＰＤの患者のほうがその他の障害の患者よりも、親や養育者から言葉による虐待、精神的虐待、および身体的虐待を報告することが有意に多いものの、性的虐待についてはそうではないことが明らかにされました[25]。性的虐待が生じるとき、それは患者の知っている人物からということが多いのですが、患者の生みの親からということは稀です。親についての記憶が否定的なものである場合、それは、親の注意が不十分で虐待者から自分を守ってもらえなかったという親の関心不足に対する不満となる可能性が大きいでしょう。

さらなる説明モデル

本章では、家族が今現在できることに焦点が当てられていますが、ここで説明するモデルは、親の罪悪感を和らげ、治療への取り組みを促すうえで役立つことでしょう。ほとんどの現在の精神医学の教科書と米国精神医学会の治療ガイドライン[2]は、BPDの遺伝的素質の存在を認めています。研究論文では、まだ生育史上の幼少期の虐待、養育放棄、および見捨てられた経験を重視していますが、その大半は患者自身による記憶による報告に基づいています。研究所見を安易に解釈するなら、BPDを発症する子どもの親は実際に他の親よりも多くの虐待をすることになります。さらに、その虐待は、非常に深刻でぬぐいきれないものであるため、対処機制としての解離、ストレスに対する過感さが生じて、他の人びとと意義深い関係が形成できないといった結果に至ると考えられます。

BPD患者の親が、実際に思いやりがなかったのか、それとも生物学的要因からBPDの人が養育者と通常の絆を築くことができなかったのかを判断することは困難です。

しかし他にも多くの説明がありえます。このデータは、BPDを発症する素質をもつ人が、通常の養育環境で求められることや罰を与えられることに対して例外的に敏感であり、その結果、虐待されたという極端な記憶を持つようになったことを意味しているのかもしれません。また、この傾向を持つ人が扱いづらい敏感な子どもであり、いっしょに生活していくことが他の子どもほど容易でなく、親を消耗させ欲求不満に陥らせて、親はその扱いづらいわが子に自分の怒りを八つ当たりしてしまうことになるという解釈も成り立ちます。それによって数年後に研究が行われたときに、成人したＢＰＤの人は、過剰に多くの幼少期の虐待を思い出すことが説明できます。その場合も、これらの記憶は間違ってはいないのです。

チェス（Chess）とトーマス[7]（Thomas）は、子どもたちの生まれつきの気質の相違について研究しました。それによると、子どもは生まれながらに、扱いやすい子ども、扱いづらい子ども、そして人を受け入れるのに時間がかかる子どもの３つの範疇にわかれるとされます。扱いづらい子どもは、過敏で、きょうだいたちとは異なる生物学的特性をもっており、そのため規則やしつけについて親との間で頻繁に争いが生じることになります。ブライバーグ[5]（Bleiberg）は、境界性もしくは自己愛性パーソナリティ障害を発症する危険がある子どもが、他者を操作する能力はもちろんのこと、非常に欲求がましく、自己中心的であり、人並み外れた感受性と反応性を持っていると述べています。

自己報告に基づく研究で示されているのは、ＢＰＤの人が自分を育ててくれた人に対して十分な絆を感じていないということです。たとえば、ある研究は、不安定な、不安に満ちた、もしくは曖昧な愛着と、自分自身の母親からの養育が不十分であるという認識が、特にＢＰＤの特徴によって幼少期の不幸な体験から説明できないほど強くなることを明らかにしました。[19] ＢＰＤ患者の親が、実際に思いやりがなかったのか、それとも生物学的要因からＢＰＤの人が養育者との間に通常の絆を築くことができなかったのかを判断することは困難です。ヤングとガンダーソン[24]は、ＢＰＤの青年が他のパーソナリティ障害の青年よりも、自分自身を自分の家族から有意に疎外されているととらえているが、彼らの両親はそう感じていないことを報告しています。ベイリー（Bailey）とシュライヴァー[3]（Shriver）は、幼少期の性的虐待とＢＰＤの間の関連について別の妥当な説明があると主張しました。心理学的な研究において、彼らは、他のパーソナリティ障害の患者、もしくは心理学的助けを求めている他の患者と比べ、ＢＰＤの人は、社交的な交流において誤解や誤った記憶を生じやすいことを明らかにしました。ＢＰＤの人びとは、おそらく若い年齢においてさえ、破壊的な性的関係に巻き込まれやすいと考えられています。既によく確認されているように、愛情と保護を求める力動に基づいて彼らは不適切な性的関係、満たしえない期待、そして裏切られたと感じることへと至ります。これらの記憶が、性的に利用され虐待されたという確信を導くのでしょう。

原因の究明において誰かを非難することを避ける

この種の説明モデルにおける大きな危険の１つは、犠牲者を非難するということです。ほとんどの精神障害と同様、ＢＰＤには、障害の程度や患者の基本的なパーソナリティにおいて非常に大きな違いがあります。感情統制不全、対人関係の問題、一貫性のなさは、ほとんどのケースに認められます。ＢＰＤの人びとのすべてが、自己破壊的、操作的であるわけではありません。実際、性的虐待の多くの記憶は現実のものである可能性があり、このような出来事は犠牲者の不注意や愛情欲求によって状況的に引き起こされたとは考えられません。

すべての精神疾患と同様に、臨床家は、原因をどこに求めるかについては非常に慎重であるべきで、家族もしくは患者を責めることに潜む危険をうまく回避しなくてはなりません。虐待という歪んだ生育史に対する説明モデルのなかで、最も簡潔で論理的な次の説明は、共感的な治療者と混乱の渦中にいる親によって受け入れやすいものです。それは、生物学的にＢＰＤを発症する傾向をもった人は、成長の過程でほとんどの子どもたちが耐える通常のストレス、批判されることや罰せられることなどに対して過敏であり、実際より厳しい経験としてとらえるという説明です。そして親が極端に扱いづらい子どもを育てている場合に、批判や罰することが頻繁となって家族力動に緊張を生み、それが後に虐待として思い出されると考えることができます。

原因究明の重要性

家族がサポートシステムとして関わっていくためには、家族の疑問や戸惑いに対してしっかりした答えを準備しなくてはなりません。家族のなかには、BPDの人を育てていくうえで何か例外的なことが起こったということを否認する家族もいるでしょう。また、自分たちの子育ては正しかったが、子どもの世話のために雇った人、もしくは家族以外の人による性的虐待があったことを後で知ったと述べる家族もあります。なかには、厳しい罰を与えてしまったことを認める家族もいます。しかし、ほとんどの家族は、自分たちの子どもにこのような病的な行動をもたらしてしまうほど耐え難い虐待があったことをまるで理解できないでいます。BPDに先行する心理社会的な出来事についての現在の研究では、多くの家族がまったく認識していないような対人関係を操作すること、見捨てられる恐怖、自傷行為、または自殺企図に至る苦難に満ちた生育史が見出されます。しかし家族は、自分たちの他の子どもたちとなぜこれほど違うようになったのかを理解できないのです。

BPDが虐待的な親の存在と関連しているという説と、親の不在、つまり、親が死亡、病気、または子どもの遺棄による実際の喪失に関連するという説との間には、明らかにくい違いがあります。里親の家庭で育てられた子どもは、その養育環境で、性的虐待も含めて虐待を経験する可能性が高いということはあるでしょうが、このような虐待をする人なら、愛する人を助けるために自ら進んで家族療法を受けたり、患者支援組織に所属したりはしません。患者のことを心配し、治療に協力的なこれらの親は、よく理解できないという戸惑い、怒り、そして罪悪感のなかで揺れ動くことを余儀なくされます。したがって、その出来事に対する彼らの非常に大きな認識の相違については、何らかの説明が必要なのです。

原因の究明が重要である第２の理由は、その原因についての理解が個人精神療法と家族介入の前提として、治療の基礎になるものだということです。精神保健の専門家の教育研修のなかでは、どれだけ注意しても養育に問題を求める理解は、必然的に精神保健の専門家の原因についての考え方や態度に影響をおよぼします。

原因についての考え方、臨床教育、および家族と精神保健の専門家の関係

家族療法の教科書のなかで、ＢＰＤに関する章は、「ＢＰＤの患者には障害の生物学的基礎が存在しているという確実なデータが蓄積しつつある…この錯綜した生物学的基礎が、障害のある「うまくかみ合っていない」家族関係と組み合わさり、境界性パーソナリティ障害を発生させることが示唆されている。」と述べています。[9] しかし、ほとんどの文献と同様、この教科書における研究所見の展望は「家族病理についての研究所見」「身体的虐待と性的虐待」「養育放棄と過保護」「親の病理」

というセクションから構成されています。[9] 教科書の著者は、客観的であろうと誠実に努力していますし、「病的な家族関係だけが境界性パーソナリティ障害を引き起こすという根拠はまったく存在しない」と述べています。（141頁）。しかしそれを学ぶ人びとは、「多くの境界性患者には、身体的性的な虐待が生じる、激情がうずまき、混沌とした家庭環境が認められる」（138頁）こと、「BPD患者は、自分の親を他の人の親よりも思いやりがなかったと述べている」（139頁）という記述を読むのです。ほとんどの教科書と同様、この本は、そうでなければもっと価値あるものとなったであろうに、他にも可能な説明を議論することなく結果だけを記述しています。

BPDの原因は養育の問題にあると臨床家が考えていると、家族と協力関係を築く上で大きな問題が生じます。

確かに、患者自身の認識は、客観的事実よりも治療活動のなかで尊重される必要があります。しかし、非常に多くの文献が幼少期の虐待と養育放棄に焦点をあてている現状では、これらの教材を読む多くの学生は、家族を病んでおり、病気を発生させるものだととらえる態度を形成してしまうにちがいありません。BPDの原因は養育の問題にあると臨床家が考えていると、家族と協力関係を築く上で大きな問題が生じます。重篤な精神疾患全般についてのこのような考え方、理論モデルは、それに基づいて治療が行われると、症状改善の失敗をもたらすでしょうし、最悪の場合には、家族や、家族と患者の関係を傷つけるでしょう。マックファーレン（McFarlane）とビールス[18](Beels) は、基本的に家族に批判的な臨床家から家族に伝えられる二重拘束的な暗黙のメッセージを指摘しています。「二重拘束を含むメッセージが、歪んだ、しかも不合理なコミュニケーションを生み出す可能性があるとしたら、多くの治療状況は疾患を悪化させるものと考えなければなりません。たとえば、専門家による家族を助けようとする試みの裏側で、しばしば家族に対して暗黙のうちに非難が行われており、しかもその矛盾が否認されているのです。」（３１６頁）。

旧来の家族システムモデルは、統合失調症や双極性障害に対してうまく作用しませんでしたし、ＢＰＤに対しても同様にうまくいきません。ＢＰＤも含めて、どの精神障害に対しても家族システムに間違いなく破壊的な影響をおよぼします。対等の対人関係を強化し、関わりすぎ（過干渉）と、罪悪感の負担を軽減するために有効に系統的な介入が行われなくてはなりません。臨床家は、症状を主として家族関係への反応として、もしくは家族関係の偽りの調和を維持していくためのものとしてとらえるような介入をするべきではありません。さらに、理解できない苦しみが人を無力で混乱させるときには、巻き込まれ（巻き込み）、関わりすぎ（過干渉）、三角形形成、言い争い、非難の応酬、さらにその他の家族の苦しみをもたらす問題が現れることは一般的なことです。これらは確かに適応的ではありませんが、ごく当たり前の反応です。これらの反応は、病気の深刻さとその経過に影響をおよぼす可能性がありますが、病気の原因とほとんど、もしくはまったく関係がありません。

さまざまな精神障害に対する家族の経験

さまざまな精神障害についての家族の経験には多くの共通点がありますが、重要な精神病性障害とＢＰＤの間には違いがあるように思われます。２００2年7月に行われた家族が参加したフォーラム（「家族から学ぶ」未発表原稿２００３）では、ＢＰＤ、統合失調症、重症の感情障害（基本的には双極性障害）の人びとの家族における共通点と相違点に焦点が当てられました。すべての精神障害の家族から表明された共通の関心（表８－１）は、患者の病気であることの否認と治療拒否、および彼らの未熟な行動をどう扱うかという問題、患者のきょうだいにかかる負担を評価すること、きょうだいおよび家庭内の他の人と患者の対立への対応、患者の予後と将来についての心配などでした。また、たとえば、同じ家に患者といっしょに住むか、それとも別の場所にするのかといった居住形態や、家族のためのサポート組織および、それらの組織による患者支援の意義といったことに対する関心も表明されました。

ＢＰＤの子どもの親は、どの年代でも報われることがほとんどなく、多くの苦しみ味わったことを思い出し、状況が改善していくことなど本当に想像もできなかったのです。

精神科医療制度について議論されたテーマは、そのサービスによって心に傷を負わされたと感じること、誤診や症状の過小評価、ＢＰＤの場合に特に不確かで複数の診断をつけられたこと、不適切な薬物療法または薬の量の調整の問題、および守秘義務によって必要な情報が得られないことなどでした。家族のなかには、入院を繰り返しても治療が長期的な改善にほとんど役に立たないと感じる人がいました。また、ＢＰＤの人を病院に閉じこめることが治療を受けるための唯一の方法と考える家族もいました。家族の多くは、専門家から雑多な、もしくは矛盾するメッセージを受け取ることに対して不満を訴えました。そして専門家の職種ごとの訓練の違いを浮き彫りにしていたのは、多くの家族が参加者のひとりの「精神科医は家族を歓迎してくれます。しかし、精神療法家は家族を拒否します」[15、16]という発言に賛同していたことでした。ＢＰＤ患者の家族のほとんどは、弁証法的行動療法を知っていました。家族は、患者の感情や経験の意味を無効化する養育環境の概念が、それが彼ら自身の行動を修正する指針を与えてくれるという理由で、最も有益だと感じていました。

表８－１　境界性パーソナリティ障害を含む，
主要な精神障害の人の家族が関心を抱く問題

・患者が病気であることの否認と治療拒否への家族の対応
・未熟な行動への対処
・家庭内での対立への対応
・居住形態（たとえば、患者と同じ家に住むか，それとも別の所に住むかということ）
・精神科医療制度との関わりにおける問題
・患者の予後と将来に対する心配

典拠　Hoffman PD, Woodward P, Penny D ら：「家族から学ぶ」未発表原稿 2003

診断をめぐる家族の経験にも示されているように（表８－２）、ＢＰＤは実際に、大うつ病、双極性障害、ＰＴＳＤ、または摂食障害といった他の障害よりも、複数の診断が下されやすい、もしくは合併精神障害を伴っている可能性が大きいものです。それゆえ家族は、実に多くの行動の障害に対処しなくてはなりませんでした。統合失調症や双極性障害の人の親の多くは、子どもが発病する前のわが子との関係を、報われるものだったと回想します。しかし、ＢＰＤの人の親はしばしば、わが子の幼少期や思春期からわが子の無分別さや気分の揺れと闘ってきました。自傷行為と自殺企図の既往は、ＢＰＤにしばしばみられるものです。親の回想に基づく調査では、ＢＰＤの子どもの親はどの年代でも報われることがなく、多くの苦しみ味わってきており、状況が改善していくことなど本当に想像もしていないことが示されていました。彼らが集団での話し合いから得たものは、いかなる気休めの言葉でなく、理解と確信でした。

表８-２　境界性パーソナリティ障害の人の家族が関心を抱く問題（つづき）

・大うつ病，外傷後ストレス障害，物質乱用，または摂食障害といった複数の診断もしくは合併精神障害への対応
・反社会的行動や言葉による虐待も含め，さまざまな問題行動への対応
・患者の幼少期もしくは思春期以来の不合理な行動や気分の変動への対応
・患者の繰り返される自傷行為や自殺の脅し，もしくは自殺企図
・気休めの回答ではなく、同じ家族集団との出会いから癒されること

典拠　Hoffman PD, Woodward P, Penny D ら：「家族から学ぶ」未発表原稿 2003

「表出された感情」に関するホーリー（Hooley）とホフマン（Hoffman）[13]による研究は、統合失調症と双極性障害の人びとの反応とBPDの人びとの反応の違いを明らかにしました。家族の「表出された感情」は基本的に、患者に対する敵意ある批判、もしくは感情的な関わりすぎと定義されています。統合失調症と双極性障害の人は、強い「表出された感情」によって再発する傾向が強まるのに対し、BPDの人は、感情的な関わりすぎに対して肯定的に反応するようです。これらの研究者は、強い関心や過保護がBPDの人にとって一種の自分を確認してくれる行動として感じられることがあると考えています。

BPDの人は、精神病性障害の人よりも高い機能を示すことが知られています。BPDの人は、明らかな妄想もしくは幻想を示しませんし、うつ病の人のように完全に活動を停止してしまうこともありません。引きこもり、無気力、および無快感といった陰性症状は、通常出現しません。確かに統合

失調症では、陰性症状のほうが陽性症状よりも家族にとってより厄介なものですが、これは、活発な陽性症状が短期的な症状であり、通常、薬剤によってコントロールできるからです。ひきこもりも厄介なことがありますが、それらは、ＢＰＤの感情不安定と欲求がましい態度よりも、同居する上での問題とはなりません。ＢＰＤにおける感情状態は、うつ状態の強い苦しみとも異なります。自殺のそぶりが深い耐え難い絶望から生じていると思われる場合、その人を愛する人は、そのような行為によって生じる痛みを受け入れやすいかもしれません。ＢＰＤの人は、その感情不安定と操作的な行動のゆえに、脳内生化学物質ではなく性格上の欠点に病気の原因があるとみなされます。彼らが他の点ではうまく機能していながら、他の人びととのやり取りにおいては一貫性のなさを露呈させるとき、家族にとって彼らを病気とみなすのは非常に難しいことです。しかしそれでもＢＰＤの人の家族は、他の人びと同様、常軌を逸した行動をこの病気のせいにすることで、このような行動を許すことができるでしょう。家族の立場を一層困難にしているのは、このように患者が自分の行動を説明する責任があるのか、それとも責任がないのか、の迷いのなかで揺れ動くこと、とるべき態度の選択をめぐって生じる混乱、そしてもちろん、予想できない問題行動が周期的に起きることといったことなのです。

家族のサポート体制を整える

どの精神疾患でも、心的外傷を和らげる有効な家族のサポート体制を作り上げるために、家族は、問題を認識すること（recognizing）、病気に抵抗すること（resisnting）、そして関係を再建すること（reconstructing）という３つのＲを学ばなくてはなりません。第１段階は、目的をもって行われる行動と、病気のせいで生じるコントロールし難い行動を区別することです。第２段階は、感情統制不全と不合理な行動の渦に巻き込まれないように抵抗することです。それは、あなたの愛する人の必要なこととあなた自身に必要なことを区別する境界を定める方法を学ぶことを意味します。それはただ見守るだけにすべきかどうか、あなたの自身かあなたの愛する人のどちらかの側が行動を起こす必要があるかどうかを決定することでもあります。これは、学習過程の最も大変なところかもしれませんが、次の第３段階に到達するために是非とも必要なことでもあります。この最後の段階とは、それが不可能と思われていた、愛する人との有意義な関係を再建することです。

問題を認識すること

家族は、苦しめられ、責められ、脅されていても、自分を犠牲者のように感じているのはＢＰＤ

の当人であるということをまず認識する必要があります。ＢＰＤの人は、他の人びとが自分のことを理解してくれないために犠牲となっていると感じているのです。彼らは、自分を愛してくれる人たちが自分の切羽詰った欲求を認めず、それを尊重することを拒むような世界に生きていると感じます。しかし、彼ら自身は、自分の行動が他者におよぼす影響、つまり彼らが家族の動揺や困難な状況を引き起こしていることをみとめようとしません。

ＢＰＤの人の家族は、歪んだ鏡の世界に住んでいます。ひどく見方が相違しているせいで、コミュニケーションが困難であり、これらの見方の違いのために家族は、まさしく無効化する環境と呼ばれてきたものを作り出します。

患者と家族は明らかに、物事を異なる見方でとらえます。患者と家族に及ぼすＢＰＤの影響に関する研究では、患者が自分の症状に苦しんでいるのに対し、家族は自分たちの成人した子どもの反社会的行動に困っていることが明らかされました。その所見は、患者の大半、約3分の2が、自分がますます家族に依存し、仕事を得られないために、自分の家族が財政的負担に苦しんでいることを知ると後悔するというものでした。しかし彼らは、概して、自分の行動が家族に引き起こす厄介な状況を自覚していませんでした。[21]

ＢＰＤの人の家族は、歪んだ鏡の世界に住んでいます。ひどく見方が相違しているせいで、コミュニケーションが困難であり、これらの見方の違いのために家族は、まさしく無効化する環境と呼ばれてきたものを作り出します。[15、16] 先に触れたように（『さまざまな精神障害に対する家族の経験』を参照）、２００2年7月の家族の集会に出席した家族は、この概念が非常に有用であると感じました。彼らは、この無効化によって相手の見方を平凡なつまらないものとみてしまっていること、そしてこの無効化の反応を自分たちの協力でコントロールできるということを認識したようでした。

病気に抵抗すること

患者がとんでもない行動をしているときに、冷静さを保って対立を回避するのは、ことのほか難しいことにちがいありません。このような状況では、感情統制不全、激しく揺れ動く感情、といったＢＰＤの根本を理解することで、なぜ家族メンバーはその流れに巻き込まれないよう抵抗する必要があるのかを理解することができます。

家族の怒り、批判、そして拒絶は、患者のコントロール不能な世界をますます崩壊させてしまうことがあります。したがって家族は、これらが困難な行動に対する自然な反応ではあるけれども、こういった言葉や態度による刺激に対して過敏で、現実に対して全く異なる見方をもっている人にとって辛いものであることを学ぶ必要があります。

家族が不適切な要求に従うのを拒否すると、ＢＰＤ患者は感情的に爆発することがあります。ここにおける家族の課題は、敵意を示すとか自分の身を守ることを考えるのではなく、それらが応じられないものであるときには、その困難な要求にしたがわないままで、その感情を理解できるようになることです。挑発的な態度を前にして冷静さを保ちながら、拒絶することなく境界を維持するということは、専門家が研修によってはじめてできるようになることです。家族も、学習によってこのような心境に到達することができるようになります。このような態度は、自分を強化することであり感情の嵐を和らげるのに効果があります。

精神保健の専門家自身が病気に抵抗すること

ＢＰＤを治療する際に、専門家は、病気に抵抗する技能だけでなく、患者の自分の家族との関係についての陳述を正確に評価する方法を学ぶことが必要です。成人の精神疾患患者についての研究では、精神医学的に健康な人びとよりも、精神疾患の患者のほうが親を原始的な概念で説明し、否定的にそして両価的に表現することが示されました。精神疾患の認められていない成人は、自分の親を客観的に評価できるのに対し、精神障害を抱える人びとは対照的に、「親が自分にどれほどの満足、または不満を与えるか意識を集中させており、自分自身の欲求をもつ複雑な存在として親をとらえていませんでした」[6]。ガンダーソンとライオー[11]（Lyoo）は、親からは通常の家族関係だと言われていても、ＢＰＤ患者は親に対してやはり否定的な見方を示すことを報告しました。精神科医のシーマン[22]（Seeman）によると、これらの否定的な見方は精神療法家にも同様に適応されるといいます。「患者は、家族、もしくは治療者により強い愛着をもてばもつほど、相手が完ぺきでないことで自分を失望させたといって相手に対して一層激しく攻撃することがある」（98頁）のです。

このような行動を、ＢＰＤ患者は容易に認識できます。保護してくれる人の落ち度に対する彼らの見方、すなわちかつては全能であった親が自分の生活を救うことができないことに対する見方は、脆弱なパーソナリティを持つ彼らに恐怖と怒りを呼び起こし、自我の境界をぼろぼろに崩壊させてしまうのです。この存在を脅かす裏切りの体験は、未熟なレベルで機能するあらゆるタイプの成人に例外なくあらわれますし、重篤な精神疾患においてはそれが特に顕著になることがあります。

●関係を再建する

それでは、家族と専門家は、どのようにしてＢＰＤの人と対等の関係、つまり患者の不合理な行動を理解すると同時に巻き込まれないよう抵抗しながら、当人の個性を尊重する関係を築いたらいいのでしょうか？　本章では、２，３の例を簡単に紹介することしかできません。より多くの詳しく記述された症例は、ガンダーソンとベルコビッツ[10]（Berkowitz）がニューイングランドパーソナリティ障害協会のために作成した家族ガイドラインに示されています[4]。弁証法的行動療法（ＤＢＴ）

の家族技能トレーニングを基にしてホフマンらが開発したのが家族の絆プログラム（Family CONNECTIONS programs）です。[12] この12週間におよぶプログラムは、トレーニングを受けた家族によって実施され、ＢＰＤの人をあるがままに無批判に受容することを強調します。家族は、自分たちがＢＰＤの実態と闘うのをやめたときに、ポジティブな事柄と自分たちが実際に変えることができる事柄に集中し始めることを学びます。

家族ができることの具体的な例には、どのようなものがあるでしょうか？　１つの有効な手段は、言葉による虐待に対応する方法を学ぶことです。虐待的な言葉に対しては、同様の言葉で答えるのではなく、冷静な反応でそれを和らげるべきです。家族は、我慢強く耐えている母親、もしくは夫や妻に対する「お母さんは一度も私のためにいてくれないじゃない！」といった不当な非難の根底にある感情を理解できるようにならなくてはなりません。その言明自体が、相手が無関心だと感じているというよりも、見捨てられ恐怖を反映していることがあります。家族は、「私は、いつだってあなたのためにいてあげてきたじゃない！」と怒って抗議したくなる当然の気持ちに耐えなくてはなりません。「私は、いつもあなたのためにいてあげるわよ」と冷静に保証してあげることは、相手の非難を無視していることになりますが、根底にある恐怖に適切に応えるものです。そのあと家族は、「でもね、私はあなたにも私のためにいてほしいと思うの、だって私たちはお互いに相手のことを心配しているし、必要としているのだから」と言うことで、相手と自分自身の個人としての対等な関係を再確認することができます。

DBT - 家族技能トレーニングモデル

対等の関係を築くことは、家族関係を安定させるうえで極めて重要です。ホフマンら[12]によって開発されたＤＢＴ - 家族技能トレーニングモデルは、ＢＰＤに関する教育を、互いを有効なものとして確認し合う有効化の環境を築くためのトレーニングと組み合わせたものです。この短期介入において、家族は、一貫した方法で効果的な機能を強化するように教育されます。同時に、患者には、効果的な親とのやり取りを強化するための教育が行われます。このモデルは、患者と家族とが相互に強化することがより大きな変化の可能性を与えるという前提に基づいています。対等な関係、共有された責任を理解することは、個人の内面においても、また強化された家族関係においても、治療的変化を生じるために非常に重要です。相互に技能をみがくことにより、このプログラムの参加者は、以前ならコントロールなど及びもしない状況や感情を制御できるようになります。その技能によって、家族は家族のまとまりやサポートの感覚を強め、ＢＰＤによく見られる見捨てられる恐怖に対抗できるようになる可能性があります。

BPDの場合、家族はその病気の家族メンバーのそばにいようとしていること、そして病気の人の不満と非難がしばしば強烈な見捨てられ恐怖から生じていることを理解しなければならないでしょう。

ホフマンら[12]の技能訓練モデルにおいて、家族は判断を押しつけたり批判的になったりするのを控え、お互いの話に耳を傾け、言葉を良い方向に解釈するよう教えられます。しかし集中集団療法では、患者の感情や経験の意味をみとめる有効化の概念が相手の物の見方に耳を傾けて理解するというよりも、むしろ相手をなだめることであると誤解されることがときどきありました。私は家族セラピストのタ一ケルセン[23]（Terkelsen）が「非難されたいと願う不可思議な願望」と呼ぶようなものを目にしたこともあります。かなり多くの親は、自分がこの病気をもたらしてしまった、または悪化させてしまったことへの罪悪感を和らげるクッションを手放そうとしません。もちろん、ここで不可思議な願望というのは、「もし私がこの病気を引き起こしたのなら、私はそれを一掃することができる」という考えです。

家族にとって重要なのは、BPDは家族の責任ではなく、家族には愛する人の状態を治すことができないという現実を受け入れることです。しかし確かに、家族は、患者との関係を改善する方法を学ぶことができます。１つの方法は、有効化がなだめることでないということを理解することです。家族は、判断を押しつけたり批判的になったりせずに、出来事に対する食い違う解釈を認めないでいられることを学ぶことができます。家族メンバーは、有害な作用のある無効化というのは、相手の見方を否認するか軽視することであり、特に、相手の苦しみを過小評価することが最も害があることを学ぶでしょう。もちろん、他の人と意見が一致しないことはありえます。相手が別の見方で状況をとらえていることを認め、そのうえで、実際に互いの一致している事柄を探すのは簡単なことです。無効化する環境がこの病気を生み出すのではなく、むしろ自分の話を聞いてもらえない、または理解されないことが患者のパニックと怒りを強めるのです。家族は、自分たちの現実と一致しない考えを難しく感じるかもしれませんが、批判や否定をせずに、相手の見方をあるがままに受け入れられることを学ぶことができます。これが家族のなかでの行動のひとつの型となれば、ＢＰＤの人は、見方や行動が受け入れられないことが自分という人間が否定されたことを意味しないことを理解し始めます。家族関係におけるこのような認知が内面化されれば、外の世界における人びととの関係の改善に良い影響をおよぼすことでしょう。

ＢＰＤの人は、恐怖を呼び起こす断片化した内的世界と闘っています。彼らの極めてやっかいな行動は、その世界に対処するための非適応的ではあるものの、安心感を得ようとする試みでもあります。家族のサポート体制は、型、構造、限界、そして境界を与えていくことによってこの世界の断片化に対抗します。冷静さ、受容、そして曖昧さと対立を避けることは、精神疾患と闘う家庭においては不可欠の要素でしょう。ＢＰＤの場合、家族はその病気の家族メンバーのそばにいようとしていることを確認して、病気の人の不満と非難がしばしば強烈な見捨てられ恐怖から生じていることを理解しなければならないでしょう。家族が自分自身や他の家族メンバーたちの欲求を満たす権利を尊重することは治療的に作用します。そうすることで、家族は、患者が他の人の権利も尊重される必要がある世界に住んでいるという実存的現実の認識を促すのです。このようなサポート体制は、家族の統合性を維持し、混沌とした者の内的世界の周りに安全な境界をひくための好適な条件となります。

最後に、私は、２００２年７月の集中集団ミーティングで家族メンバー自身が言ったことを取り上げたいと思います。家族のサポート体制を整えることは、単に知識を得るだけのことではありません。家族は、経験を互いに共有し、対処方法を発達させ、利用できる社会資源について学び、さらに「その場にいる」他の人びとの共感的な理解を体験するために、自分たちのためのサポート集団を必要としています。彼らは、研究と適切なサービスを推進する運動に関わる必要があります。ＢＰＤについて学び、経験を共有し、患者支援活動を行うことが、自分たちの家族だけでなく、ＢＰＤの人やＢＰＤの人とともに生活する人びとの助けとなるのです。

家族が知っておくべきこと

本章の主要なメッセージ

・ＢＰＤの人の家族は、しばしばＢＰＤに関する基本的な知識や教育が乏しく、自分たちを導いてくれる専門家の助けもない状況で、この病気によって生じるさまざまな客観的、主観的な負担に対処していかなくてはなりません。
・ＢＰＤの人の治療を求めている家族にとって大きな障壁の１つは、精神保健の専門家の間で家族に何らかの形でこの障害の責任があるという考え方が一向に消えないことです。
・ＢＰＤを発症しやすい遺伝的傾向があることが明らかにされているにもかかわらず、ＢＰＤと家族に関する専門的な文献の多くは、ＢＰＤのきっかけ、もしくは原因として、幼少期の外傷体験、虐待、および養育放棄を問題にしています。
・精神衛生の専門家がその教育、研修を受けるなかで学ぶ、養育環境の問題に関するこのような考え方は、治療を失敗に至らせるだけでなく、患者と家族を傷つけることがあります。
・家族は、ＢＰＤの人の統御されない感情と反社会的行動に対処していくための具体的な手段を必要としています。家族と患者は、弁証法的行動療法（ＤＢＴ）の原則に基づいた幾つかのプログラムによってこれらの技能を学ぶことができます。
・家族は「批判されたいと願う願望」を断念し、家族が自分たちの愛する人の病気を引き起こしたのではないのだから、家族がそれを治すことはできないという現実を受け入れる必要があります。
・家族は、自分たちの家族のＢＰＤの人の現実を認識し、患者を拒否することなくその感情的な混乱に巻き込まれようないよう抵抗し、そしてその愛する人との関係を再構築するサポート体制を築くことができます。その過程で、家族は、体験を共有し、対処方法を学び、そして「その場にいる」他の人びとからの慰めと励ましを得るためのサポート体制を必要とします。

本章のキーワード

合併診断（合併精神障害）：ある疾患や状態に合併して認められる別の精神障害のこと
（感情）統制不全：感情を統制または制御できないこと
三角形形成：通常子どもと一方の親の間で強い関係が形成され、もう一方の親が孤立する家族関係が形成されること
精神障害合併：病気や状態といっしょに別の精神障害が起こること
第Ⅱ軸パーソナリティ障害：ＤＳＭ-Ⅳ-ＴＲ[1]における境界性パーソナリティ障害などのパーソナ

リティ障害の診断

ダブル・バインド説（二重拘束理論）：混乱させるメッセージが親から子どもに与えられることが統合失調症の原因だという仮説。現在ではその信憑性が疑問視されている

統合失調症因性の母親：統合失調症を引き起こす可能性があると考えられる母親のこと

病因：病気の原因もしくは原因と推定されること

巻き込まれ：2者、もしくはそれ以上の家族メンバーの関係における感情的に過剰な関わり

無快感［症］：喜びを感じることができないこと

無効化：患者の感情や思考、および経験の意味を有効なものとしてみとめないこと

有効化：患者の感情や思考、および経験の意味を有効としてみとめること

予後：軽快もしくは再発などの、病状が将来どのような過程をたどるかについての予想

第9章　治療への家族の関与

アラン・E・フルゼッティ（Alan E. Fruzzetti, Ph.D.）
ジェニファー・L・ボーランガー（Jennifer L. Boulanger, B.A.）

重症の精神障害の治療に家族が関与することは、患者にとっても家族自身にとっても有益なものであることが明らかにされています。これまでの研究の数は限られていますが、現在公表されている研究では、境界性パーソナリティ障害（ＢＰＤ）の家族の治療へのさまざまな関与が有用であることが確認されています。本章の目的は、家族メンバーが関与するさまざまな治療的アプローチを説明し、これらの有効性を検証することです。

残念ながら、ここで説明する治療の多くは、限られた地域でしか利用できません。プログラムが地元で利用できない場合は、本書で示した組織または論文の執筆者に連絡してより詳しい情報を求めるとよいでしょう。治療スタッフが、これらのプログラムの指導者に連絡し、教材や教育コースを利用できるように要請することもできるでしょう。私たちの願いは、患者がより多くの知識を身につけて、効果的なプログラムの開発と利用の可能性が広がることです。

研究の所見を理解する

健康管理や精神保健の専門家がさまざまな多くの研究をどのように評価しているかは、重要なことです。患者も専門家も同様に、ある治療法の支持者がそれを支持する根拠に対して、別の治療法の支持者がまるで異なる解釈していることに驚かされます。

対照比較研究の所見は、治療の有効性について最も信頼のおける根拠となります。症例研究といった他の種類の報告も有用ですが、それだけではあまり有力な根拠とはなりません。無作為化対照比較試験は治療方法の科学的研究において最も重要なものです。無作為化対照比較試験においては、患者の改善が、研究対象である治療から生みだされたものであり、未知の要因から生じたものではないことを確かめることができます。この研究では、患者は無作為に幾つかの異なる治療法のグループに振り分けられてから、治療効果の判定が行われます。このような方法によって治療介入の効果の違いを吟味することができるのです。

他のタイプの対照比較研究も重要であり、その結果にはやはり意義があります。対照比較を行わない研究でも見込みがないわけではなく、治療アプローチの有効性を示唆する所見が得られることがあります。しかし、まったく何の研究も行われていないというのは問題であり、ＢＰＤの人とその家族は、有効性を裏づける研究が行われていない治療法または治療プログラムには用心すべきでしょう。

家族が愛するＢＰＤの人の治療に関わるために役立つのは、次のような方法です。それは、（1）基本的に患者を援助することを目的としているが、家族の人間関係や家族機能全般の改善をも目指している治療、および（2）家族の苦痛と負担を減らし、家族の相互の支援を強化することを目的とした家族のための集団プログラムです。

家族支援または家族教育プログラムの第1の目標は、重篤な精神障害を抱える人を支えている家族の苦痛と負担を減らすことです。

患者の予後を改善するための家族の関与

家族は、ＢＰＤやそれに関連した障害を抱える彼らの愛する人が最大限改善し、再発を最小限に食いとどめることができるよう、自分たちに何をすることができるのかを知りたいと望みます。少なくとも2つの分類の治療法が期待できます。1つは家族心理教育、そしてもう1つは家族療法です。ほとんどの家族心理教育プログラムは、患者の精神療法や薬物療法などの個人治療を補うものとして実施されています。その第一の目標はBPDの人の予後を好転させることです。これらのプログラムには、家族の苦痛を軽減して、家族の患者へのサポートを強化することが期待されています。同様に、ある種の家族療法では、個人治療を補う、もしくは強化するために特別につくられたものもあり、多くの場合良い成果をあげています。最初に、家族心理教育プログラムをについて一般的な説明を行い、そのあとでBPDのための心理教育プログラムを具体的に説明します。

家庭内の機能不全を仮定する傾向がある伝統的な家族療法とは異なり、心理教育集団療法では、家族の強さと回復力を増すことがめざされており、患者の問題を家族のせいにするようなことは行われません。

家族教育と家族心理教育

家族心理教育は、元々、統合失調症と診断された人のいる家族のために1970年代後半に開発されたものです。精神保健の専門家たちは、統合失調症の患者が急性期を乗り越えて回復していくうえで家族が重要な役割を果たすこと、また、家族のなかに深刻な精神病障害を抱える人がいることが家族全体にとって大きなストレスになることを明らかにしました。最も良く回復したのは、その家族が患者の障害についての正確な情報と支援システムを手にし、そのおかげで、同様の困難に直面している他の家族の成功と失敗から学ぶことができたという幸運に恵まれた家族の患者だったのです[11]。しかしほとんどの家族がこのような機会に恵まれないのが実情でした。そこで、専門家たちは、愛する人がいったいどのような病気であり、彼らにより効果的に対応していくためにはどうしたらいいのかということを家族が集団のなかで学ぶことができる体系化された心理教育集団プログラムを開始しました。

　家族心理教育プログラムは、構造や形式がさまざまに異なりますが、一般に、精神保健の専門家に指導される集団療法であり、統合失調症、双極性障害、もしくはＢＰＤといった個々の診断ないし障害を対象としています。伝統的な家族療法は、家庭内の機能不全を仮定する傾向があり、患者の症状を改善する手段として家族内の問題に焦点をあてますが、心理教育集団では、それとは異なり、家族の強さと回復力増すことがめざされて、患者の問題を家族のせいにするようなことは行われません。これらの集団では、それぞれの病気についての情報や、患者の機能向上と援助者の負担軽減を目的とする対処方法が提示されます。

　マックファーレーンは、精神衛生の専門家の指導のもとで互いに学びサポートし合う、複数の家族を集めた集団療法による心理教育モデルを築きあげました。彼は、否定的な表出された感情のレベルが高い家族の患者は、精神症状を再発しやすいという研究結果に基づいた新しいカリキュラムも開発しました。深刻な精神疾患の家族をかかえた家族の反応は、そのストレスに対するものとして理解できるのですが、家族心理教育的介入でその強い感情の表出パターンを変えるようにすると、患者とその家族にとって非常に有益な結果がもたらされました。心理教育的家族集団療法では、否定的な表出された感情と再発の関係について家族に教え、患者に向けた否定的な感情の表出のレベルを下げるための技能や、新しい対処行動やコミュニケーションの手段の訓練が行われます。[3]

多くの研究では、統合失調症の治療における家族心理教育の効果が大きいことが一貫して示されてきました。たとえば、その家族が家族心理教育に参加した患者は、個人療法と薬物療法だけを受けた患者よりも、再発と再入院の頻度が40パーセントも低下したのです。マックファーレーンの開発した複数家族集団療法は、再発率をさらにもう15パーセント低下させました。[3] 同様の効果は、他の精神疾患に対しても明らかにされています。たとえば、薬物乱用についての研究では、飲酒問題の患者の家族に、どのようにして自分自身のストレスを小さくし、またどのようにして患者の治療への動機づけ促すかを教えることで、多くの患者が専門家の治療を求めるようになり、治療を始める前であっても問題飲酒が減ったという結果が示されたのです。家族が薬物乱用治療に加わった場合には、飲酒が、さらに減少しました。[15] 同様の効果は、双極性障害に対しても明らかにされました。

たとえば、最近のある研究では、自分の薬の服薬を続けるよう指示されていた双極性障害の人が、家族精神療法か、個人療法かのどちらかに振り分けられました。その治療の結果では、家族が心理教育に参加していた患者のほうが、個人療法の参加者よりも、気分障害の再発と再入院が少なかったのです[14]。

ＢＰＤにおける心理教育に関するある研究では、予想に反して、ＢＰＤについてより多くの知識を得ると、家族メンバーの側の負担感、ストレス、およびうつ病がより深刻になることが示されました。この結果は、ＢＰＤに関する標準的な情報が不足していること、対処する技能を発達させることなく情報だけを得てしまうとバランスがとれなくなるという問題を反映したものでしょう[7]。ＢＰＤの家族に対する少なくとも２つの心理教育は、まだ評価され始めたばかりの段階ではありますが、有効と思われます。

ガンダーソンは、統合失調症に関するマックファーレーンの研究に基づいて、ＢＰＤ患者の家族のための心理教育集団療法を開発しました。ガンダーソンの家族集団療法は、教育、サポート、および対人関係技能訓練を通して家庭内で表出されるネガティブな感情を減らしていくことにより患者の機能を向上せることをねらいとしています。対照比較試験は、まだ行われていませんが、予備的なデータでは、１年間のグループへの参加後に参加家族メンバーがより支持され、負担が減り、患者とうまくコミュニケーションが図れるようになったと感じていることが示されています。

ある研究では、ＢＰＤの人の家族は、病気の人との感情的なかかわりが大きくなればなるほど家族に有益であるという少なくとも1つの重要な点において、統合失調症の人の家族と明らかに異なっているという興味深い所見が示されました。

ホフマン（Hoffman）とフルゼッティ（Fruzzetti）は、ＢＰＤの大変に優れた治療法である弁証法的行動療法（ＤＢＴ）[10]に基づいた家族に対する心理教育的アプローチを開発しました。ＤＢＴ－家族技能トレーニング（ＤＢＴ－ＦＳＴ）と呼ばれるこの家族心理教育では、複数の家族の参加する集団療法と、個々の家族の治療の両方が行われます。この治療の目標は2つです。それは、（1）患者が個人療法で学んだ新しい行動を強化する方法を家族に教えることで、患者の個人療法の成果を高めること、そして（2）家族全員にとっての家庭環境の質を向上させることです。ある研究では、ＢＰＤの人の家族は、病気の人との感情的なかかわりが大きくなればなるほど家族に有益であるという少なくとも1つの重要な点において、統合失調症の人の家族と明らかに異なっているという興味深い所見が示されました[9]。したがってＤＢＴ－ＦＳＴプログラムは、前述の伝統的な統合失調症に対する心理教育集団療法とは相当に異なるアプローチをとります。

ＤＢＴ－ＦＳＴの最初6カ月間では、ＢＰＤの特徴とその起源についての教育に焦点があてられます。この部分のプログラムの目的は、家族の理解と共感を促すことです。プログラムの参加者は、相互に相手の感情や経験をみとめる有効化し合う環境を作り出すことによって、お互いに、そして自分自身に対して判断を押しつけないようにし、否定的な反応を減らし、効果的にコミュニケーシトする方法を学びます。家族は、いかにして無意識に相手の効果的な行動を抑制し、非適応的なパターンを強めてきたかを学びます。これらのパターンを変えるために、彼らは、一貫して家族の有意義な行動を有効化することを教育されます。BPDの人は、家族との効果的なやり取りを促す方法を教えられ、それによって家族関係におけるパートナーシップと、穏やかで冷静でいられる環境を作り出します。DBT‐FST集団療法は、これらの新しい技能を練習し、対立の激しい問題について率直な話し合いが行われる場を提供します。[6] この複数家族心理教育の予備的な研究の結果では、ストレスの軽減、効果的な家族コミュニケーションの報告の増加といった、家族に生じた変化がみとめられています。BPDの人自身にとってのこの治療の有効性は、まだ評価されていません。

心理教育プログラムのなかには、治療センター以外で、セラピストやその他の専門家の指導なしに、患者によって実践されるために作成されたものもあります。自己学習療法は、通常専門家との相談と組み合わせて用いられ、患者が自分自身で用いるように専門家によって編纂されている自己学習のためのテキストを用いて進められる治療です。これは、単に書店で自分で学ぶための本を購入することと同じではありません。この種の本の効果についてはほとんど知られていません。しかし、多数の比較対照研究は、自己学習療法の有効性を支持しています。たとえば、この治療法は、アルコール乱用に治療を求めている人の有害な飲酒を減らすのに有効です。特定の問題への対策を説明している自己学習のためのテキストのほうが、一般的な情報を提供する本を読むことよりも効果がありますし、スティグマ（偏見）、もしくは病気に対する否認から専門家の助けを求めることを避ける人にとって特に有用なことがあります。[1] BPDに対する自己学習療法に関する研究は、現在のところ1つもありませんが、他の障害に対するこの治療法の成功や、多くの地域でBPDのための実証的な研究所見に基づいた治療が行われていない実情を考慮すると、この治療法は、さらなる研究を必要とする有望な介入方法の1つです。

現在の家族療法

現在多くの異なるタイプの家族療法が発表され、家族療法家、精神科医、ソーシャルワーカー、臨床心理士、その他のさまざまな種類の専門家によってさまざまな家族療法が行われています。このような幅広いプログラムの存在は、治療を求める家族を混乱させることがあります。幸いにも、これらのプログラムの多くは、特に家族のお互いの関係の改善を目指すものは、全般的に家族にとって有効であることが示されています。最も重要なのは、多くの家族療法は、重篤な精神障害の家族メンバーの精神療法または薬物療法といった個人療法を促進する、もしくはその効果を増強するのに有効だということです。たとえば、おびただしい数の研究によって、夫婦療法または家族療法がうつ病、双極性障害、統合性失調症、薬物乱用、摂食障害、およびその他多数の問題の治療を促進することが示されています。

ＢＰＤ患者の家族を対象とする家族療法プログラムのなかでは、効果が評価されているものはごくわずかしかありません。しかし、まだ家族療法のＢＰＤに対する有効性を裏づける研究所見がないということは、それらの治療法がこの障害において有効でないという意味ではありません。

ＤＢＴは、成人と青少年のＢＰＤ患者の個人療法として効果があることが示されてきました。ＤＢＴ家族療法は、ＤＢＴモデルから生まれ、ＢＰＤに対する有望な新しいアプローチです[5、12]。これらの家族療法は、治療の標的を明確に特定し、家族内における技能の確立と、家族の互いのコミュニケーションの向上に焦点を当てます。このようにして、このアプローチは、患者個人と他の家族メンバーの両方にとっての治療効果を増強させせようとするのです。

ＤＢＴにおける家族の課題には、(１) ＢＰＤについて、そしてこの障害がどのように発症するか、家族の相互作用がどのようにそれに（プラスとマイナスの両面で）関わっているかについてのＤＢＴの仮説について学ぶこと、(２) 患者と、家族メンバーが困難なもしくはストレスに満ちた状況に対処していくのを助けるために、患者が学んでいる技能（たとえばコーチング）を家族も学ぶこと、

（3）認知、感情および言語的スタイルの問題をどのようにして修正したらいいかを学ぶこと、（4）家族の相互作用における問題パターンを修正するための技能を学ぶこと、（5）効果的なコミュニケーション技能を学ぶこと、（6）家族関係と家族との活動をできるかぎり楽しむための技能を向上することが含まれます。

家族に対するＤＢＴは、治療の必要に応じて個々の家族、そして他の家族といっしょの複数家族集団、青少年もしくは若い成人の患者の親のみの集団、患者が成人の場合に夫婦またはパートナーのみの集団などのさまざまな様式で行われます。

研究では、これらのタイプの介入が参加した家族にとってはもちろん、患者にとっても治療の目的を達成する上で非常に有効であることが示されています[13]（Fruzzetti and Compton, 未発表原稿、２００４年11月）。

アイオワ大学の研究者らは、感情の信頼性と問題解決のための訓練システム（Systems Training for Emotional Predictability and Problem Solving：ＳＴＥＰＰＳ）と呼ばれるＢＰＤの新しい治療法を開発しました。家族と患者にとって重要な人びとは、この治療法の不可欠の部分であり、教育セッションに参加することが勧められます。教育セッションでは、治療の進展を促進して新しく取得した技能を強化する方法が教えられます。ＳＴＥＰＰＳがＢＰＤにとって有効な治療法であることを示す研究はまだ十分ではありませんが、予備的研究では、ＳＴＥＰＰＳへの参加が否定的な気分と衝動的な行動を相当に減少させることが明らかにされています。[2]

家族の関係と機能を改善させるための家族の関与

コミュニケーション、問題解決、対人関係における満足、その他の家族機能を改善させるために作成された、夫婦療法および家族療法は何十種類もあります。幸いにも、これらのアプローチの多くは、さまざまな種類の問題をかかえている多くの家族に対して有効であることが示されています。これらの治療法は、しばしば、システム論的家族療法もしくは行動療法（または認知行動療法）、夫婦療法、家族療法などと呼ばれます。特にこれらのタイプの家族介入については、その有効性を示す研究結果が次々に蓄積されています。

家族は、自分の家族療法家となるかもしれない人に、ＢＰＤの家族の治療経験、その人が用いている治療アプローチ、およびその効果を裏づける研究所見についてたずねることが重要です。

家族療法は、ほんの数回といった短期間から、1年以上の長期間のものまでありますが、できるだけ家族全員に出席してもらうようにするのが一般的です。治療では、問題を明らかにすること、問題や困難を話し合う技能を用いること、過去に理解されていなかった問題行動の動機、意味、または機能を明らかにすること、家族関係に存在している長所を活性化もしくは再活性化すること、および他のさまざまな活動に焦点があてられます。次のセッションまでの間にホームワークまたは練習が課せられるのが一般的です。

ＢＰＤの人を抱える家族に対する家族療法についての研究は比較的わずかしか行われていませんから、家族は、自分の家族療法家となるかもしれない人に、ＢＰＤの家族の治療経験、その人が用いる治療アプローチ、およびその効果を裏づける研究所見についてたずねることが重要です。家族が治療を開始する前に役立つ質問は、その治療者はどのような治療を行っていくのか？　どのようなアプローチが用いられるのか？　そのアプローチの有効性を裏づけるどのような研究所見が存在するのか？　といったものです。幸いにも、より多くの研究が、ＢＰＤへの対応を迫られている家族に必要なことを明らかにしつつありますから、これからもっと実用的で効果的な治療法が発展してくるでしょうし、治療者は、家族が自分たちの必要を満たしてくれる家族療法を求めるなかで発する質問に対して的確に答えられるようになるでしょう。

家族のストレスと負担を減らすための家族の関与

家族心理教育や家族療法といった家族介入に関する研究の多くは、患者の予後を改善することに焦点をあててきました。家族の関与するほとんどの治療は、患者の良好な治療成果を得るために家族の福利の向上が重要であることをみとめていますが、家族療法の第1の目標は、BPDの人の症状を軽減し、その機能を向上させることとされるのが最も多いのです。しかし、幾つかのプログラムでは、重篤な精神障害を抱える人の世話をする家族のストレスと負担を軽減させることを目標にして、つまり家族のためという目標が設定されています。

家族の福利の向上を主な目標としているプログラムは、しばしば、家族サポートプログラムまたは家族教育プログラムと呼ばれ、幾つかの重要な点で家族心理教育と異なります。[16] たとえば、家族教育は、専門家によってでなく、患者の家族自身である、教育を受けたボランティアによって指導されることが多いのです。この種のプログラムはしばしば、病院やクリニックではなく、地域社会に基盤があります。したがって、技術的には治療ではなく、むしろ障害に苦しむ他の人びとに教育とサポートを提供するプログラムとみなされます。これらのプログラムの草の根的な性質とそのリーダーたちのボランティアという立場のおかげで、多くのプログラムは無料、もしくはごく最小の費用で参加することができます。

多くの家族教育とサポートプログラムは、当初、深刻で慢性的な疾患を患っている人を介護をする人びとのために開発されました。たとえば、アルツハイマー病の患者の家族に対するさまざまな種類の介入に関する78の研究の分析では、心理教育と技能の習得を志向する家族療法が家族の福利に対して常に良好な効果のあることが明らかにされました。これらのプログラムの参加者は、うつ症状と負担感が軽減し、全般的な幸福感、病気の知識、および家族の病気の人を世話する能力が向上したことを一貫して報告しました。[17]

全国精神障害者連盟（National Alliance for the Mentally Ill：ＮＡＭＩ）は、重篤な精神障害の人を抱える家族のために、「家族から家族へ」と呼ばれる、12週間の家族教育コースを無料で提供しています。コースの目標は、教育と共感的理解を通して家族の感じるスティグマ（偏見）、孤独、絶望感を減らすことです。ＮＡＭＩの教育コースでは、教育を受けた家族をリーダーとして、参加した家族が、精神障害と社会復帰についての情報を共有し、自己治療、コミュニケーションおよび問題解決の技能を身につけることがめざされます。正式の家族心理教育プログラムと異なり、ＮＡＭＩの教育コースは、特定の精神障害のためのものではありませんが、実際には、統合失調症、双極性障害、うつ病、強迫性障害、およびパニック障害があつかわれています。対照比較を行っていない予備的研究では、教育コースに参加した家族が病気の人に対して不愉快さや心配を感じることが有意に減り、家族、地域社会、および患者の治療チームから力を得ていると感じていることが示されました。しかも、これらの改善は、教育コース終了後６カ月間維持されていました。[4]

境界性パーソナリティ障害の理解を進める連合会（ＮＥＡ‐ＢＰＤ）は、家族の絆（Family CONNECTIONS）と呼ばれる、ＢＰＤの人の家族のための無料の12週間コースを提供しています。この教育コースは、個人向けのＤＢＴと夫婦および家族に対するＤＢＴの理論と技能に、家族と患者からの意見を加味して開発されました。この教育コースは、訓練を受けた家族をリーダーとして、よく構造化され、吟味されたカリキュラムに従い、新しい技能を学びながらＢＰＤについての最新の情報やサポートネットワークを築く機会を参加者に提供します。これに関する最初の研究では、家族の絆プログラムが家族にとって非常に有効であることを示しています。たとえば、教育コースの参加者は、プログラムへの参加後、うつ症状、悲しみ、および負担感のレベルが有意に低下し、達成感を強め自己イメージが良くなったことが報告されています。[8]

結　論

心理教育または家族療法といった治療における家族の関与には長い歴史があり、重要な障害を抱える人にとって有意義な治療効果をもたらしています。同様に、家族療法は、家族の一般的な問題を改善するのに役立つことが明らかにされています。ＢＰＤの人を抱える家族向けにつくられたプログラムに関する研究はまだ比較的少数ですが，幾つかのプログラムの有効性が実証されています。さらに，家族がリーダーとなって実施されるＢＰＤ患者の親もしくはパートナーのための，集団教育プログラムは，患者を支える家族のストレスとうつ症状を緩和するために有望です。ここ数年間に生じている新しいエネルギーが実を結べば，これからの10年間に，ＢＰＤの人と彼らの愛する人の不安を取り払う新たな治療プログラムが開発され，その有効性が確認されることでしょう。

家族が知っておくべきこと

本章の主要なメッセージ

・重篤な精神障害の治療に家族が関与することは，患者と家族の両方にとって有益です。
・ＢＰＤ，および他の精神病障害に対する治療プログラムを選択するときには，患者とその家族はその治療法の有効性についての情報を得ることが大変に重要です。
・家族心理教育は，家族の強さを増すことに重点をおき，患者の問題を家族の責任だと考えることはありません。

・統合失調症，双極性障害，およびアルコール依存の患者に対する，家族心理教育プログラムの有効性は十分に実証されています。
・家族心理教育のプログラムの幾つかは，ＢＰＤ患者とその家族に適応されてきました。そのようなものの１つは，弁証法的行動療法（ＤＢＴ）の原理を組み入れており，家族が愛する人の個人療法プログラムの効果を高める技能を身につけることを目指しています。
・ＤＢＴ家族療法は，ＤＢＴの原理を利用して家族内のコミュニケーション技能を築き，家族内の相互作用を改善させる有望な新しいアプローチです。
・家族サポートプログラムまたは家族教育プログラムは，通常，ボランティアの家族がリーダーとなって実施され，問題解決と自助の技能を教育すると共に，最近の情報を家族に提供し相互サポートを促します。「家族の絆」と呼ばれる教育コースは，ＢＰＤの人の家族のために特別に開発され，ＢＰＤの人を援助する家族の負担を減らしてくれる効果があります。

本章のキーワード

家族療法：一般に家族全員を対象とする治療法で，家族内における対人関係と相互作用を改善させることがめざされる

自己学習療法：専門家の指導のもとで使用するように編集された、自助テキストを用いる治療のこと

症例研究または症例報告：特定の患者もしくは治療法の報告

心理教育：個々の病気について情報と対処技能を提供するプログラムで、患者の機能を向上させ、家族の負担を軽減することを目的とする治療法

認知行動療法：患者が自覚している思考、感情、行動に焦点をあてる治療法。治療では、思考プロセスに基づいて問題を再規定し、再構築し、解決することを目指す

表出された感情：精神障害の人への家族の態度や考え方を評価する1つの視点。通常敵意や怒りといった否定的な感情が問題とされる

弁証法的行動療法（DBT）：リネハンによって開発されたBPDのための治療法で、認知行動療法の技法を組み合わせている。感情を管理し、衝動性を制御し、さらに自己破壊的な行動を回避するための具体的な技能を教える

無作為化対照比較試験：研究される治療が効果的かどうかを判断するために、被験者が無作為に治療集団と対照集団に分けられて治療成果が比較される研究法

有効化：患者の感情、思考、および経験の意味を有効なものとしてみとめること

訳者あとがき

本書は、２００５年に出版されたガンダーソンとホフマンの編集による Understanding and Treating Borderline Personality Disorder: A Guide for Professionals and Families の全訳である。本書の成り立ちは、これに特有なものと考えるので、ここで再び確認しておくことにしよう。その出発点は、２００２年にニューヨークで開かれた境界性パーソナリティ障害（ＢＰＤ）をテーマとして開かれた会議である。この会議は、精神保健の専門家に加えて、ＢＰＤの当事者およびその家族が参加していた点で画期的なものであった。このＢＰＤに関係するさまざまな立場の人々を集めた会議では、参加者の相互理解と協力を推進させるという大きな成果がえられた。本書が内容的に洗練されており、しかも広い範囲の読者にとってわかりやすいものとなっていることは、このような経緯を考えるとよく理解できるだろう。また、本書において、ＢＰＤ患者およびその家族の体験談が収載されていることも、関係する人々の相互理解を重視する姿勢の表れである。それらの人々の声に耳を傾けることは、今後の治療にとって決定的に重要なことである。

本書では特に、従来ともすればないがしろにされていた家族に対するサポートの重要性が強調されている。それは、精神保健活動に携わる人々が、BPDの原因をその養育環境や家族関係に求めるという従来の偏った考え方に毒されていて、家族のサポートが不十分であったという認識に基づいている。さらに本書では、家族をBPD治療における治療チームのメンバーとなってもらうべきだという考え方が示されている。これは、治療スタッフと家族の理想的な協力のあり方であろう。家族への支援は、わが国では特に貧弱な段階にあり、今後の課題は誠に大きいといわなければならない。しかし、われわれは、本書に示されている家族同士がサポートしあう活動に大きな役割を果たしうることに、大いに励まされる思いがするのである。

本書を編集したガンダーソンは、BPDの研究で大きな業績を挙げてきたばかりでなく、優れた臨床家として、その治療の普及にも偉大な足跡を残してきた。彼のBPD患者と家族の活動を支持してきた努力は、本書で示されているBPDの当事者と家族の運動の発展によって報われたといえよう。このような展開は，われわれが今後進むべき道を指し示しているように思う。

本書は、BPDについての最新の情報と、それに基づく実用的な対応策が提示されている著作である。それは、米国の状況を反映した記述であるが、わが国でも有用性が高いと考えられる。このような本書が、わが国のBPD患者と家族、精神保健活動に携わる人々の相互の協力関係を築くために貢献することを、私は信じて疑わない。

本書の翻訳の過程において、十分納得できる訳語を選択することなどのため、星和書店編集部の近藤達哉氏と竹内由則氏には大変な手間をおかけした。お二人の忍耐強いお仕事ぶりに、ここに感謝の意を表したい。

林　直樹

索　引

【さ行】

【た行】

薬物依存　139，142
薬物乱用　139，142，254
有効化　99，242，247，257，268
養育放棄　21，222，227，228

【ら行】

離人感　75，80，99，109
離脱症状　119
リラクゼーション　48，54

(人名- 英文)

Adler, G.　アドラー　41
Akiskal, H.S.　アキスカル　135
Antikainen, R.　アンチカイネン　141
Bach, S.　バック　34
Bailey, J.M.　ベイリー　224
Barasch, A.　バラシュ　136
Bateman, A.　ベイトマン　55
Beck, J.S.　ベック　79
Beels, C.C.　ビールス　229
Berkowitz, C.B.　ベルコビッツ　239
Bleiberg, E.　ブライバーグ　223
Bond, M.　ボンド　57
Brodsky, B.S.　ブロドスキー　73
Carpenter, W.T.　カーペンター　134
Chess, S.　チェス　223
Cooper, S.　クーパー　136
Favazza, A.R.　ファバッツァ　75
Fonagy, P.　フォナジー　55
Frankenburg, F.R.　フランケンバーグ　153
Fruzetti, A.E.　フルゼッティ　256
Gabbard, G.O.　ガバード　38
Grinker, R.R.　グリンカー　133
Gunderson, J.G.　ガンダーソン　5，33，74，77，94，133，134，141，224，238，239，255
Hoffman, P.D.　ホフマン　233，241，242，256
Hooley, J.M.　ホーリー　233
Keilp, J.G.　ケイルプ　81
Kemperman, I.　ケンパーマン　80
Kernberg, O.F.　カーンバーグ　5，32，42，45，166
Knight, R.　ナイト　5，30
Kohut, H.　コフート　40
Leibenluft, E.　ライベンルフト　78，88
Linehan, M.M.　リネハン　48，56，75，79，140，159，196，268
Links, P.S.　リンクス　139
Lyoo, I.K.　ライオー　238
McFarlane, W.R.　マックファーレン　229
McGlashan, T.H.　マックグラシャン　144，145，146
Meares, R.　メアレス　55，140
Mehlum, L.　メーラム　139
Modestin, J　モデスティン　138

Najavits, L.M.　ナジャビッツ　141
Paris, J.　パリス　146, 147
Perry, J.C.　ペリー　57, 136
Plakun, E.M.　プラクン　144
Ridolfi, M.　リドルフィ　74, 77, 94
Russ, M.J.　ラス　77, 80
Sachsse, U　サチセ　81
Seeman, M.V.　シーマン　239
Senol, S.　セノール　142
Shearer, S.L.　シェアラ　72, 73
Shriver, A.　シュライバー　224
Singer, M.T.　シンガー　5
Spitzer, R.L.　スピツァー　13
Stanley, B.　スタンレー　78, 82
Stern, A.　スターン　5
Stevenson, J.　スティーブンソン　55, 140
Suyemoto, K.L.　スエモト　73, 74, 77
Terkelsen, K.G.　ターケルセン　242
Thomas, A.　トーマス　223
Viliger, C.　ヴィリガー　138
Werble, B.　ワーブル　133
Winston, A.　ウィンストン　36
Young, D.W.　ヤング　224
Young, J.　ヤング　51
Zanarini, M.C.　ザナリーニ　88, 151, 152, 153
Zweig-Frank, H.　ツウェイグ-フランク　147

(人名—和文)

アキスカル　Akiskal, H.S.　135
アドラー　Adler, G.　41
アンチカイネン　Antikainen,R.　141
ヴィリガー　Viliger, C.　138
ウィンストン　Winston, A.　36
カーペンター　Carpenter, W.T.　134
カーンバーグ　Kernberg, O.F.　5, 32, 42, 45, 166
ガバード　Gabbard, G.O.　38
ガンダーソン　Gunderson, J.G.　5, 33, 74, 77, 94, 133, 134, 141, 224, 238, 239, 255
クーパー　Cooper, S.　136
グリンカー　Grinker, R.R.　133
ケイルプ　Keilp, J.G.　81
ケンパーマン　Kemperman, I.　80
コフート　Kohut, H.　40
サチセ　Sachsse, U.　81
ザナリーニ　Zanarini, M.C.　88, 151, 152, 153
シーマン　Seeman, M.V.　239
シェアラ　Shearer, S.L.　72, 73
シュライバー　Shriver, A.　224
シンガー　Singer, M.T.　5
スエモト　Suyemoto, K.L.　73, 74, 77
スターン　Stern, A.　5
スタンレー　Stanley, B.　78, 82

スティーブンソン　Stevenson, J.　55, 140
スピツァー　Spitzer, R.L.　13
セノール　Senol, S.　142
ターケルセン　Terkelsen, K.G.　242
チェス　Chess, S.　223
ツウェイグ‐フランク　Zweig-Frank,H.　147
トーマス　Thomas, A.　223
ナイト　Knight, R.　5, 30
ナジャビッツ　Najavits, L.M.　141
バック　Bach, S.　34
バラシュ　Barasch, A.　136
パリス　Paris, J.　146, 147
ビールス　Beels, C.C.　229
ファバッツァ　Favazza, A.R.　75
フォナジー　Fonagy, P.　55
ブライバーグ　Bleiberg, E.　223
プラクン　Plakun, E.M.　144
フランケンバーグ　Frankenburg, F.R.　153
フルゼッティ　Fruzetti, A.E.　256
ブロドスキー　Brodsky, B.S.　73
ベイトマン　Bateman, A.　55
ベイリー　Bailey, J.M.　224
ベック　Beck, J.S.　79
ペリー　Perry, J.C.　57, 136
ベルコビッツ　Berkowitz, C.B.　239
ホフマン　Hoffman, P.D.　233, 241, 242, 256
ホーリー　Hooley, J.M.　233
ボンド　Bond, M.　57
マックグラシャン　McGlashan, T.H.　144, 145, 146
マックファーレン　McFarlane, W.R　229
メアレス　Meares, R.　55, 140
メーラム　Mehlum, L.　139
モデスティン　Modestin, J.　138
ヤング　Young,D.W　224
ヤング　Young, J.　51
ライオー　Lyoo, I.K.　238
ライベンルフト　Leibenluft, E.　78, 88
ラス　Russ, M.J.　77, 80
リドルフィ　Ridolfi, M.　74, 77, 94
リネハン　Linehan, M.M.　48, 56, 75, 79, 140, 159, 196, 268
リンクス　Links, P.S.　139
ワーブル　Werble, B.　133

文　献

序　章

1) Berkowitz CB, Gunderson JG: Multifamily psychoeducational treatment of borderline personality disorder, in The Multifamily Group. Edited by McFarlane WR. New York, Oxford University Press, 2002, pp 258–290
2) Herman JL: Trauma and Recovery. New York, Basic Books, 1992
3) Linehan MM, Tutek DA, Heard HL, et al: Interpersonal outcome of cognitive behavioral treatment for chronically suicidal borderline patients. Am J Psychiatry 151:1771–1776, 1994
4) Stone M: The Fate of Borderline Patients: Successful Outcome and Psychiatric Practice. New York, Guilford, 1990

第1章

1) American Psychiatric Association: Diagnostic and Statistical Manual of Mental Disorders, 3rd Edition. Washington, DC, American Psychiatric Association, 1980
2) American Psychiatric Association: Diagnostic and Statistical Manual of Mental Disorders, 4th Edition. Washington, DC, American Psychiatric Association, 1994
3) American Psychiatric Association: Diagnostic and Statistical Manual of Mental Disorders, 4th Edition, Text Revision. Washington, DC, American Psychiatric Association, 2000
4) Bender DS, Dolan RT, Skodol AE, et al: Treatment utilization by patients with personality disorders. Am J Psychiatry 158:295–302, 2001
5) Feldman RB, Zelkowitz P, Weiss M, et al: A comparison of the families of borderline personality disorder mothers and the families of other personality disorder mothers. Compr Psychiatry 36:157–163, 1995
6) Gunderson JG, Kolb JE: Discriminating features of borderline patients. Am J Psychiatry 135:792–796, 1978
7) Gunderson JG, Phillips KA: A current view of the interface between borderline personality disorder and depression. Am J Psychiatry 148:967–975, 1991

8) Gunderson JG, Sabo AN: The phenomenological and conceptual interface between borderline personality disorder and PTSD. Am J Psychiatry 150:19–27, 1993

9) Gunderson JG, Singer MT: Defining borderline patients: an overview. Am J Psychiatry 132:1–10, 1975

10) Gunderson JG, Bender D, Sanislow C, et al: Plausibility and possible determinants of sudden "remissions" in borderline patients. Psychiatry 66:111–119, 2003

11) Herman JL, Perry JC, van der Kolk BA: Childhood trauma in borderline personality disorder. Am J Psychiatry 146:490–495, 1989

12) Jang KL, Livesley WJ, Vernon PA, et al: Heritability of personality disorder traits: a twin study. Acta Psychiatr Scand 94:438–444, 1996

13) Johnson DM, Shea MT, Yen S, et al: Gender differences in borderline personality disorder: findings from the Collaborative Longitudinal Personality Disorders Study. Compr Psychiatry 44:284–292, 2003

14) Kernberg OF: Borderline personality organization. J Am Psychoanal Assoc 15:641–685, 1967

15) Kety SS, Rosenthal D, Wender PH, et al: The types and prevalences of mental illness in the biological and adoptive families of adopted schizophrenics, in The Transmission of Schizophrenia. Edited by Rosenthal D, Kety SS. London, Pergamon, 1968, pp 345–362

16) Knight R: Borderline states. Bull Menninger Clin 17:1–12, 1953

17) Links PS, Steiner M, Offord DR: Characteristics of borderline personality disorder: a Canadian study. Can J Psychiatry 33:336–340, 1988

18) Livesley WJ, Jang KL, Jackson DN, et al: Genetic and environmental contributions to dimensions of personality disorder. Am J Psychiatry 150:1826–1831, 1993

19) McDavid JD, Pilkonis PA: The stability of personality disorder diagnosis. J Personal Disord 10:1–15, 1996

20) Ogata SN, Silk KR, Goodrich S: The childhood experience of the borderline patient, in Family Environment and Borderline Personality Disorder. Edited by Links PS. Washington, DC, American Psychiatric Press, 1990a, pp 87–103

21) Ogata SN, Silk KR, Goodrich S: Childhood sexual and physical abuse in adult patients with borderline personality disorder. Am J Psychiatry 147:1008–1013, 1990b

22) Paris J: Nature and Nurture in Psychiatry: A Predisposition-Stress Model of Mental Disorders. Washington, DC, American Psychiatric Press, 1999

23) Paris J, Zweig-Frank H, Guzder J: Psychological risk factors for borderline personality disorder in female patients. Compr Psychiatry 35:301–305, 1994a

24) Paris J, Zweig-Frank H, Guzder J: Risk factors for borderline personality in male outpatients. J Nerv Ment Dis 182:375–380, 1994b

25) Perry JC: Longitudinal studies of personality disorders. J Personal Disord 7:63–85, 1993

26) Sanislow CA, Grilo CM, Morey LC, et al: Confirmatory factor analysis of DSM-IV criteria for borderline personality disorder: findings from the Collaborative Longitudinal Personality Disorders Study. Am J Psychiatry 159:284–290, 2002

27) Shea MT, Stout R, Gunderson J, et al: Short-term diagnostic stability of schizotypal, borderline, avoidant, and obsessive-compulsive personality disorders. Am J Psychiatry 159:2036–2041, 2002

28) Skodol AE, Gunderson JG, McGlashan TH, et al: Functional impairment in patients with schizotypal, borderline, avoidant, or obsessive-compulsive personality disorder. Am J Psychiatry 159:276–283, 2002a

29) Skodol AE, Gunderson JG, Pfohl B, et al: The borderline diagnosis I: psychopathology, comorbidity, and personality structure. Biol Psychiatry 51:936–950, 2002b

30) Skodol AE, Siever LJ, Livesley WJ, et al: The borderline diagnosis II: biology, genetics, and clinical course. Biol Psychiatry 51:951–963, 2002c

31) Spitzer RL, Endicott J, Gibbon M: Crossing the border into borderline personality and borderline schizophrenia: the development of criteria. Arch Gen Psychiatry 36:17–24, 1979

32) Sprock J: Abnormality ratings of the DSM-III-R personality disorder criteria for males vs. females. J Nerv Ment Dis 184:314–316, 1996

33) Sprock J, Blashfield RK, Smith B: Gender weighting of DSM-III-R personality disorder criteria. Am J Psychiatry 147:586–590, 1990

34) Stern A: Psychoanalytic investigation and therapy in the borderline group of neuroses. Psychoanal Q 7:467–489, 1938

35) Stone MH: The Borderline Syndromes. New York, McGraw-Hill, 1980

36) Torgersen S, Lygren S, Øien PA, et al: A twin study of personality disorders. Compr Psychiatry 41:416–425, 2000

37) Torgersen S, Kringlen E, Cramer V: The prevalence of personality disorders in a community sample. Arch Gen Psychiatry 58:590–596, 2001

38) Widiger TA, Frances AJ: Epidemiology, diagnosis, and comorbidity of borderline personality disorder, in American Psychiatric Press Review of Psychiatry, Vol 8. Edited by Tasman A, Hales RE, Frances AJ. Washington, DC, American Psychiatric Press, 1989, pp 8–24

39) Work Group on Borderline Personality Disorder: Practice guideline for the treatment of patients with borderline personality disorder. Am J Psychiatry 158 (suppl):1–52, 2001

40) Zanarini MC, Skodol AE, Bender DS, et al: The Collaborative Longitudinal Personality Disorders Study: reliability of Axis I and Axis II diagnoses. J Personal Disord 14:291–299, 2000
41) Zanarini MC, Frankenburg FR, Vujanovic AA: Inter-rater and test-retest reliability of the Revised Diagnostic Interview for Borderlines. J Personal Disord 16:270–276, 2002
42) Zlotnick C, Johnson DM, Yen S, et al: Clinical features and impairment in women with borderline personality disorder (BPD) with posttraumatic stress disorder (PTSD), BPD without PTSD, and other personality disorders with PTSD. J Nerv Ment Dis 191:706–713, 2003

第2章

1) Adler G: The psychotherapy of core borderline psychopathology. Am J Psychother 47:194–205, 1993
2) American Psychiatric Association: Practice Guideline for the Treatment of Patients With Borderline Personality Disorder. Washington, DC, American Psychiatric Association, 2001
3) Bach S: On treating the difficult patient, in The Modern Freudians. Edited by Ellman CS, Grand S, Silvan M, et al. Northvale, NJ, Jason Aronson, 1998, pp 185–195
4) Bateman A, Fonagy P: Effectiveness of partial hospitalization in the treatment of borderline personality disorder: a randomized controlled trial. Am J Psychiatry 156:1563–1569, 1999
5) Bateman A, Fonagy P: Treatment of borderline personality disorder with psychoanalytically oriented partial hospitalization: an 18-month follow-up. Am J Psychiatry 158:36–42, 2001
6) Beck AT, Freeman A: Cognitive Therapy of Personality Disorders. New York, Guilford, 1990
7) Blum N, Pfohl B, St. John D, et al: STEPPS: a cognitive-behavioral systems-based group treatment for outpatients with borderline personality disorder—a preliminary report. Compr Psychiatry 43:301–310, 2002
8) Bricker D, Young JE, Flanagan CM: Schema-focused cognitive therapy: a comprehensive framework for characterological problems, in Cognitive Therapies in Action. Edited by Kuehlwein KT, Rosen H. San Francisco, CA, Jossey-Bass, 1993, pp 88–125

9) Gabbard GO: Psychodynamic Psychiatry in Clinical Practice. Washington, DC, American Psychiatric Press, 2000
10) Gunderson JG: Borderline Personality Disorder: A Clinical Guide. Washington, DC, American Psychiatric Publishing, 2001
11) Kernberg OF: Borderline personality organization. J Am Psychoanal Assoc 15:641–685, 1967
12) Kernberg OF: Borderline Conditions and Pathological Narcissism. New York, Jason Aronson, 1975
13) Kernberg OF: Technical considerations in the treatment of borderline personality organization. J Am Psychoanal Assoc 24:795–829, 1976
14) Knight RP: Borderline states (1953), in Current and Historical Perspectives on the Borderline Patient. Edited by Fine R. New York, Brunner/Mazel, 1989, pp 96–108
15) Kohut H: How Does Analysis Cure? Chicago, IL, University of Chicago Press, 1984
16) Linehan MM: Cognitive-Behavioral Treatment of Borderline Personality Disorder. New York, Guilford, 1993a
17) Linehan MM: Skills Training Manual for Treating Borderline Personality Disorder. New York, Guilford, 1993b
18) Linehan MM, Armstrong HE, Suarez A, et al: Cognitive-behavioral treatment of chronically parasuicidal borderline patients. Arch Gen Psychiatry 48:1060–1064, 1991
19) Linehan MM, Heard HL, Armstrong HE: Naturalistic follow-up of a behavioral treatment for chronically parasuicidal borderline patients. Arch Gen Psychiatry 50:971–974, 1993
20) Linehan MM, Schmidt H III, Dimeff LA, et al: Dialectical behavior therapy for patients with borderline personality disorder and drug-dependence. Am J Addict 8:279–292, 1999
21) Perry JC, Bond M: Empirical studies of psychotherapy for personality disorders, in Psychotherapy for Personality Disorders (Review of Psychiatry, Vol 19; Oldham JM, Riba MB, series eds). Edited by Gunderson JG, Gabbard GO. Washington, DC, American Psychiatric Press, 2000, pp 1–31
22) Pine F: Drive, Ego, Object, and Self. New York, Basic Books, 1990
23) Stevenson J, Meares R: An outcome study of psychotherapy for patients with borderline personality disorder. Am J Psychiatry 149:358–362, 1992
24) Stone L: The widening scope of indications for psychoanalysis. J Am Psychoanal Assoc 2:567–594, 1954
25) Stone MH: The borderline syndrome: evolution of the term, genetic aspects, and prognosis. Am J Psychother 31:345–365, 1977
26) Winston A, Rosenthal RN, Muran JC: Supportive psychotherapy, in Handbook of

Personality Disorders. Edited by Livesley WJ. New York, Guilford, 2001, pp 344–358
27) Wolpe J: Reciprocal inhibition: major agent of behavior change, in Theories of Behavior Change. Edited by O'Donohue W, Krasner L. Washington, DC, American Psychological Association, 1995, pp 23–57
28) Yeomans FE, Clarkin JF, Kernberg OF: A Primer of Transference-Focused Psychotherapy for the Borderline Patient. Northvale, NJ, Jason Aronson, 2002
29) Young J, Klosko J, Weishaar M: Schema therapy for borderline personality disorder, in Schema Therapy: A Practitioner's Guide. New York, Guilford, 2003, pp 306–372

第3章

1) Beck AT, Rush AJ, Shaw BF, et al: Cognitive Therapy of Depression. New York, Guilford, 1979
2) Beck JS: Cognitive Therapy: Basic and Beyond. New York, Guilford, 1995
3) Brodsky BS, Cloitre M, Dulit RA: Relationship of dissociation and childhood abuse in borderline personality disorder. Am J Psychiatry 152:1788–1792, 1995
4) Denning DG, Conwell Y, King D, et al: Method choice, intent, and gender in completed suicide. Suicide Life Threat Behav 30:282–288, 2000
5) Favazza AR: Why patients mutilate themselves. Hosp Community Psychiatry 40:137–140, 1989
6) Favazza AR, Conterio K: Female habitual self-mutilators. Acta Psychiatr Scand 79:283–289, 1989
7) Fine MA, Sansone RA: Dilemmas in the management of suicidal behavior in individuals with borderline personality disorder. Am J Psychother 44:160–171, 1990
8) Fyer M: Suicide attempts in patients with borderline personality disorder. Am J Psychiatry 145:737–739, 1988
9) Gardner AR, Gardner AJ: Self-mutilation, obsessionality and narcissism. Br J Psychiatry 127:127–132, 1975
10) Gardner DL, Cowdry RW: Suicidal and parasuicidal behavior in borderline personality disorder. Psychiatr Clin North Am 8:389–403, 1985
11) Gunderson JG: Borderline Personality Disorder. Washington, DC, American Psychiatric Press, 1984
12) Gunderson JG, Ridolfi M: Borderline personality disorder: suicidality and self-mutilation. Ann N Y Acad Sci 932:61–77, 2001

13) Keilp JG, Sackeim HA, Brodsky BS, et al: Neuropsychological dysfunction in depressed suicide attempters. Am J Psychiatry 158:735–741, 2001
14) Kemperman I, Russ MJ, Clark WC, et al: Pain assessment in self-injurious patients with borderline personality disorder using signal detection theory. Psychiatry Res 70:175–183, 1997
15) Leibenluft E, Gardner DL, Cowdry RW: The inner experience of the borderline self-mutilator. J Personal Disord 1:317–324, 1987
16) Linehan M: Cognitive-Behavioral Treatment of Borderline Personality Disorder. New York, Guilford, 1993
17) Linehan MM, Armstrong HE, Suarez A, et al: Cognitive-behavioral treatment of chronically parasuicidal borderline patients. Arch Gen Psychiatry 48:1060–1064, 1991
18) Rosenthal RJ, Rinzler C, Wallsh R, et al: Wrist-cutting syndrome: the meaning of a gesture. Am J Psychiatry 128:1363–1368, 1972
19) Roy A: Self-mutilation. Br J Med Psychol 51:201–203, 1978
20) Russ MJ: Self-injurious behavior in patients with borderline personality disorder: biological perspectives. J Personal Disord 6:64–81, 1992
21) Russ MJ, Shearin EN, Clarkin JF, et al: Subtypes of self-injurious patients with borderline personality disorder. Am J Psychiatry 150:1869–1871, 1993
22) Sachsse U, Von der Heyde S, Huether G: Stress regulation and self-mutilation (case report). Am J Psychiatry 159:672, 2002
23) Shearer SL: Phenomenology of self-injury among inpatient women with borderline personality disorder. J Nerv Ment Dis 182:524–526, 1994
24) Shearer SL, Peter CP, Quaytman MS, et al: Intent and lethality of suicide attempts among female borderline inpatients. Am J Psychiatry 145:1424–1427, 1988
25) Soloff PH, Lis JA, Kelly T, et al: Self-mutilation and suicidal behavior in borderline personality disorder. J Personal Disord 8:257–267, 1994
26) Stanley B, Gameroff MJ, Michalsen V, et al: Are suicide attempters who self-mutilate a unique population? Am J Psychiatry 158:427–432, 2001
27) Stanley B, Sher L, Ekman R, et al: Self-injurious behavior and endogenous opioid levels in cerebrospinal fluid. Paper presented at the International Association of Suicide Prevention, Stockholm, Sweden, September 2003
28) Stone MH, Hurt SW, Stone DK: The PI 500: long-term follow-up of borderline inpatients meeting DSM-III criteria, I: global outcome. J Personal Disord 1:291–298, 1987a
29) Stone MH, Stone DK, Hurt SW: Natural history of borderline patients treated by intensive hospitalization. Psychiatr Clin North Am 10:185–206, 1987b
30) Suyemoto KL: The functions of self-mutilation. Clin Psychol Rev 18:531–554, 1998
31) Ventura SJ, Peters KD, Martin JA, et al: Births and deaths: United States, 1996. Mon Vital Stat Rep 46 (1 suppl 2):1–40, 1997

32) Winchel R, Stanley M: Self-injurious behavior: a review of the behavior and biology of self-mutilation. Am J Psychiatry 148:306–317, 1991

33) Zanarini MC, Frankenburg FR, DeLuca CJ, et al: The pain of being borderline: dysphoric states specific to borderline personality disorder. Harv Rev Psychiatry 6:201–207, 1998

第4章

1) American Psychiatric Association: Practice Guideline for the Treatment of Patients With Borderline Personality Disorder. Washington, DC, American Psychiatric Association, 2001

2) De Bellis MD, Baum AS, Birmaher B, et al: A.E. Bennett Research Award. Developmental traumatology, part I: biological stress systems. Biol Psychiatry 45:1259–1270, 1999a

3) De Bellis MD, Keshavan MS, Clark DB, et al: A.E. Bennett Research Award. Developmental traumatology, part II: brain development. Biol Psychiatry 45:1271–1284, 1999b

4) Driessen M, Herrmann J, Stahl K, et al: Magnetic resonance imaging volumes of the hippocampus and the amygdala in women with borderline personality disorder and early traumatization. Arch Gen Psychiatry 57:1115–1122, 2000

5) Frankenburg F, Zanarini M: Clozapine treatment of borderline patients: a preliminary study. Compr Psychiatry 34:402–405, 1993

6) Gardner DL, Cowdry RW: Development of melancholia during carbamazepine treatment in borderline personality disorder. J Clin Psychopharmacol 6:236–239, 1986

7) Hollander E, Allen A, Lopez RP, et al: A preliminary double-blind, placebo-controlled trial of divalproex sodium in borderline personality disorder. J Clin Psychiatry 62:199–203, 2001

8) Montgomery SA, Montgomery D: Pharmacologic prevention of suicidal behavior. J Affect Disord 4:291–298, 1982

9) Rinne T, Westenberg HG, den Boer JA, et al: Serotonergic blunting to *meta*-chlorophenylpiperazine (m-CPP) highly correlates with sustained childhood abuse in impulsive and autoaggressive female borderline patients. Biol Psychiatry 47:548–556, 2000

10) Soloff PH, Lis JA, Kelly T, et al: Risk factors for suicidal behavior in borderline personality disorder. Am J Psychiatry 151:1316–1323, 1994

11) Stein MB, Koverola C, Hanna C, et al: Hippocampal volume in women victimized by childhood sexual abuse. Psychol Med 27:951–959, 1997

第5章

1) Akiskal HS, Chen SE, Davis GC, et al: Borderline: an adjective in search of a noun. J Clin Psychiatry 46:41–48, 1985
2) American Psychiatric Association: Diagnostic and Statistical Manual of Mental Disorders, 3rd Edition. Washington, DC, American Psychiatric Association, 1980
3) American Psychiatric Association: Diagnostic and Statistical Manual of Mental Disorders, 3rd Edition, Revised. Washington, DC, American Psychiatric Association, 1987
4) American Psychiatric Association: Diagnostic and Statistical Manual of Mental Disorders, 4th Edition, Text Revision. Washington, DC, American Psychiatric Association, 2000
5) Antikainen R, Hintikka J, Lehtonen J, et al: A prospective three-year follow-up study of borderline personality disorder inpatients. Acta Psychiatr Scand 92:327–335, 1995
6) Barasch A, Frances A, Hurt S, et al: The stability and distinctness of borderline personality disorder. Am J Psychiatry 142:1484–1486, 1985
7) Carpenter WT, Gunderson JG: Five year follow-up comparison of borderline and schizophrenic patients. Compr Psychiatry 18:567–571, 1977
8) Endicott J, Spitzer RL, Fleiss JL, et al: The Global Assessment Scale: a procedure for measuring overall severity of psychiatric disturbance. Arch Gen Psychiatry 33:766–771, 1976
9) Grinker RR, Werble B, Drye RC: The Borderline Syndrome: A Behavioral Study of Ego-Functions. New York, Basic Books, 1968
10) Gunderson JG, Carpenter WT, Strauss JS: Borderline and schizophrenic patients: a comparative study. Am J Psychiatry 132:1257–1264, 1975
11) Gunderson JG, Kolb JE, Austin V: The diagnostic interview for borderline patients. Am J Psychiatry 138:896–903, 1981
12) Linehan MM, Heard HL, Armstrong HF: Naturalistic follow-up of a behavioral treatment for chronically parasuicidal borderline patients. Arch Gen Psychiatry 50:971–974, 1993
13) Links PS, Mitton JE, Steiner M: Predicting outcome for borderline personality disorder. Compr Psychiatry 31:490–498, 1990
14) Links PS, Heslegrave RJ, Mitton JE, et al: Borderline psychopathology and recurrences of clinical disorders. J Nerv Ment Dis 183:582–586, 1995
15) Links PS, Heslegrave RJ, Van Reekum R: Prospective follow-up study of borderline personality disorder: prognosis, prediction of outcome, and Axis II comorbidity. Can J Psychiatry 42:265–270, 1998

16) Luborsky L: Clinician's judgments of mental health: a proposed scale. Arch Gen Psychiatry 7:407–417, 1962
17) McGlashan TH: The Chestnut Lodge follow-up study, III: long-term outcome of borderline personalities. Arch Gen Psychiatry 43:20–30, 1986
18) Mehlum L, Friis S, Irion T, et al: Personality disorders 2–5 years after treatment: a prospective follow-up study. Acta Psychiatr Scand 84:72–77, 1991
19) Modestin J, Villiger C: Follow-up study on borderline versus nonborderline disorders. Compr Psychiatry 30:236–244, 1989
20) Nace EP, Saxon JJ, Shore N: Borderline personality disorder and alcoholism treatment: a one-year follow-up study. J Stud Alcohol 47:196–200, 1986
21) Najavits LM, Gunderson JG: Better than expected: improvements in borderline personality disorder in a 3-year prospective outcome study. Compr Psychiatry 36:296–302, 1995
22) Paris J, Zweig-Frank H: A 27-year follow-up of patients with borderline personality disorder. Compr Psychiatry 42:482–487, 2001
23) Paris J, Brown R, Nowlis D: Long-term follow-up of borderline patients in a general hospital. Compr Psychiatry 28:530–535, 1987
24) Perry J, Cooper S: Psychodynamic symptoms and outcome in borderline and antisocial personality disorders and bipolar II affective disorder, in The Borderline: Current Empirical Research. Washington, DC, American Psychiatric Press, 1985, pp 9–41
25) Plakun EM, Burkhardt PE, Muller JP: 14-year follow-up of borderline and schizotypal personality disorders. Compr Psychiatry 26:448–455, 1985
26) Pope HG, Jonas JM, Hudson JI, et al: The validity of DSM-III borderline personality disorder: a phenomenologic, family history, treatment response, and long-term follow-up study. Arch Gen Psychiatry 40:23–30, 1983
27) Sandell R, Alfredsson E, Berg M, et al: Clinical significance of outcome in long-term follow-up of borderline patients at a day hospital. Acta Psychiatr Scand 87:405–413, 1993
28) Senol S, Dereboy C, Yuksel N: Borderline disorder in Turkey: a 2- to 4-year follow-up. Soc Psychiatry Psychiatr Epidemiol 32:109–112, 1997
29) Shea MT, Stout R, Gunderson J, et al: Short-term diagnostic stability of schizotypal, borderline, avoidant, and obsessive-compulsive personality disorders. Am J Psychiatry 159:2036–2041, 2002
30) Stevenson J, Meares R: An outcome study of psychotherapy for patients with borderline personality disorder. Am J Psychiatry 149:358–362, 1992
31) Stone MH: The Fate of Borderline Patients. New York, Guilford, 1990
32) Tucker L, Bauer SF, Wagner S, et al: Long-term hospital treatment of borderline patients: a descriptive outcome study. Am J Psychiatry 144:1443–1448, 1987

33) Werble B: Second follow-up study of borderline patients. Arch Gen Psychiatry 23:1–7, 1970

34) Zanarini MC, Frankenburg FR: Emotional hypochondriasis, hyperbole, and the borderline patient. J Psychother Pract Res 3:25–36, 1994

35) Zanarini MC, Gunderson JG, Frankenburg FR, et al: The Revised Diagnostic Interview for Borderlines: discriminating BPD from other Axis II disorders. J Personal Disord 3:10–18, 1989

36) Zanarini MC, Gunderson JG, Frankenburg FR, et al: Discriminating borderline personality disorder from other Axis II disorders. Am J Psychiatry 147:161–167, 1990

37) Zanarini MC, Frankenburg FR, Hennen J, et al: The longitudinal course of borderline psychopathology: six-year prospective follow-up of the phenomenology of borderline personality disorder. Am J Psychiatry 160:274–283, 2003

第6章

1) Capote T: Breakfast at Tiffany's: A Short Novel and Three Stories. New York, Random House, 1958

2) Kernberg PF, Weiner AS, Bardenstein KK: Personality Disorders in Children and Adolescents. New York, Basic Books, 2000

3) Yeomans FE, Clarkin JF, Kernberg OF: A Primer of Transference-Focused Psychotherapy for the Borderline Patient. Northvale, NJ, Jason Aronson, 2002

第7章

1) American Psychiatric Association: Diagnostic and Statistical Manual of Mental Disorders, 4th Edition, Text Revision. Washington, DC, American Psychiatric Association, 2000

2) Linehan MM: Cognitive-Behavioral Treatment of Borderline Personality Disorder. New York, Guilford, 1993a

3) Linehan MM: Skills Training Manual for Treating Borderline Personality Disorder. New York, Guilford, 1993b

第8章

1) American Psychiatric Association: Diagnostic and Statistical Manual of Mental Disorders, 4th Edition, Text Revision. Washington, DC, American Psychiatric Association, 2000

2) American Psychiatric Association: Practice guideline for the treatment of patients with borderline personality disorder. Am J Psychiatry 158 (suppl):1–52, 2001

3) Bailey JM, Shriver A: Does childhood sexual abuse cause borderline personality disorder? J Sex Marital Ther 25:45–57, 1999

4) Berkowitz CB, Gunderson JG: Multifamily psychoeducational treatment of borderline personality disorder, in Multifamily Groups in the Treatment of Severe Psychiatric Disorders. Edited by McFarlane WR. New York, Guilford, 2002, pp 268–290

5) Bleiberg E: How to help children at risk of developing a borderline or narcissistic personality disorder. Brown University Child and Adolescent Behavior Letter 18(6):1–304, 2002

6) Bornstein RF, O'Neill RM: Parental perceptions and psychopathology. J Nerv Ment Dis 180:475–483, 1992

7) Chess S, Thomas A: Temperament: Theory and Practice. New York, Brunner/Mazel, 1997

8) Dixon L, McFarlane WR, Lefley H, et al: Evidence-based practice for services to families of people with psychiatric disabilities. Psychiatr Serv 52:903–910, 2001

9) Glick ID, Loraas EL: Family treatment of borderline personality disorder, in Family Therapy and Mental Health: Innovations in Theory and Practice. Edited by MacFarlane MM. New York, Haworth, 2001, pp 135–154

10) Gunderson JG, Berkowitz C: Family Guidelines: Multiple Family Group Program at McLean Hospital. Belmont, MA, New England Personality Disorder Association, 2002

11) Gunderson JG, Lyoo IK: Family problems and relationships for adults with borderline personality disorder. Harv Rev Psychiatry 4:272–278, 1997

12) Hoffman PD, Fruzzetti AE, Swenson R: Dialectical behavior therapy—family skills training. Fam Process 38:399–414, 1999

13) Hooley JM, Hoffman PD: Expressed emotion and clinical outcome in borderline personality disorder. Am J Psychiatry 156:1557–1562, 1999

14) Lefley HP: Family Caregiving in Mental Illness. Thousand Oaks, CA, Sage, 1996

15) Linehan MM: Cognitive-Behavioral Treatment of Borderline Personality Disorder. New York, Guilford, 1993a

16) Linehan MM: Skills Training Manual for Treating Borderline Personality Disorder. New York, Guilford, 1993b
17) Maurin JT, Boyd CB: Burden of mental illness on the family: a critical review. Arch Psychiatr Nurs 4:99–107, 1990
18) McFarlane WR, Beels CC: Family research in schizophrenia: a review and integration for clinicians, in Family Therapy in Schizophrenia. Edited by McFarlane WR. New York, Guilford, 1983, pp 311–323
19) Nickell AD, Waudby CJ, Trull TJ: Attachment, parental bonding, and borderline personality features in young adults. J Personal Disord 16:148–159, 2002
20) Schene AH, van Wijngaarden B, Koeter MW: Family caregiving in schizophrenia: domains and distress. Schizophr Bull 24:609–618, 1998
21) Schulz PM, Schulz SC, Hamer R, et al: The impact of borderline and schizotypal personality disorders on patients and their families. Hosp Community Psychiatry 36:879–881, 1985
22) Seeman MV: The family and schizophrenia. Humane Med 4:96–100, 1988
23) Terkelsen KG: The straight approach to a knotty problem: managing parental guilt about psychosis, in Questions and Answers in the Practice of Family Therapy, Vol. 2. Edited by Gurman AS. New York, Brunner/Mazel, 1982, pp 179–183
24) Young DW, Gunderson JG: Family images of borderline adolescents. Psychiatry 58:164–172, 1995
25) Zanarini MC, Frankenburg FR, Reich DB, et al: Biparental failure in the childhood experiences of borderline patients. J Personal Disord 14:264–273, 2000

第9章

1) Apodaca T, Miller W: A meta-analysis of the effectiveness of bibliotherapy for alcohol problems. J Clin Psychol 59:289–304, 2003
2) Blum N, Pfohl B, St. John D, et al: STEPPS: a cognitive-behavioral systems-based group treatment for outpatients with borderline personality disorder—a preliminary report. Compr Psychiatry 43:301–310, 2002
3) Dixon L, McFarlane WR, Lefley H, et al: Evidence-based practices for services to families of people with psychiatric disabilities. Psychiatr Serv 52:903–910, 2001a
4) Dixon L, Stewart B, Burland J, et al: Pilot study on the effectiveness of the family-to-family education program. Psychiatr Serv 52:965–967, 2001b

5) Fruzzetti AE, Fruzzetti AR: Borderline personality disorder: dialectical behavior therapy with couples, in Treating Difficult Couples: Helping Clients With Coexisting Mental and Relationship Disorders. Edited by Snyder D, Whisman MA. New York, Guilford, 2003, pp 235–260

6) Hoffman PD, Fruzzetti AE, Swenson CR: Dialectical behavior therapy—family skills training. Fam Process 38:399–414, 1999

7) Hoffman PD, Buteau E, Hooley JM, et al: Family members' knowledge about borderline personality disorder: correspondence with their levels of depression, burden, distress, and expressed emotion. Fam Process 42:469–478, 2003a

8) Hoffman PD, Fruzzetti AE, Buteau E, et al: Family connections: a dialectical support and educational approach for families of persons with borderline personality disorder. Paper presented at the meeting of the International Society for the Investigation and Teaching of Dialectical Behavior Therapy, Boston, MA, November 2003b

9) Hooley JM, Hoffman PD: Expressed emotion and clinical outcome in borderline personality disorder. Am J Psychiatry 156:1557–1562, 1999

10) Linehan MM: Cognitive-Behavioral Treatment of Borderline Personality Disorder. New York, Guilford, 1993

11) McFarlane WR, Dixon L, Lukens E, et al: Family psychoeducation and schizophrenia: a review of the literature. J Marital Fam Ther 29:223–245, 2003

12) Miller AL, Glinski J, Woodberry K, et al: Family therapy and dialectical behavior therapy with adolescents: part 1, proposing a clinical synthesis. Am J Psychother 56:568–584, 2002

13) Rathus JH, Miller AL: Dialectical behavior therapy adapted for suicidal adolescents. Suicide Life Threat Behav 32:146–157, 2002

14) Rea MM, Tompson MC, Miklowitz DJ, et al: Family-focused treatment versus individual treatment for bipolar disorder: results of a randomized clinical trial. J Consult Clin Psychol 71:482–492, 2003

15) Sisson RW, Azrin NH: Family members' involvement to initiate and promote the treatment of problem drinkers. J Behav Ther Exp Psychiatry 17:15–21, 1986

16) Solomon P: Moving from psychoeducation to family education for families of adults with serious mental illness. Psychiatr Serv 47:1364–1370, 1996

17) Sörensen S, Pinquart M, Duberstein P: How effective are interventions with caregivers? An updated meta-analysis. Gerontologist 42:356–372, 2002

John M. Oldham, M.D.
Professor and Chairman, Department of Psychiatry and Behavioral Sciences; Executive Director, Institute of Psychiatry, Medical University of South Carolina, Charleston, South Carolina

Dixianne Penney, Dr.P.H.
Executive Vice President, National Education Alliance for Borderline Personality Disorder, Rye, New York; Administrative Director, Center for the Study of Issues in Public Mental Health, Orangeburg, New York

Andrew E. Skodol, M.D.
Professor of Clinical Psychiatry, Columbia University College of Physicians and Surgeons; Director, Department of Personality Studies, New York State Psychiatric Institute, New York, New York

Paul H. Soloff, M.D.
Professor of Psychiatry, Western Psychiatric Institute and Clinic, University of Pittsburgh Medical School, Pittsburgh, Pennsylvania

Barbara Stanley, Ph.D.
Research Scientist, Department of Neuroscience, New York State Psychiatric Institute, Columbia University College of Physicians and Surgeons; Professor of Psychology, City University of New York–John Jay College, New York, New York

Penny Steiner-Grossman, Ed.D.
Assistant Dean for Educational Resources and Associate Professor of Clinical Family and Social Medicine, Albert Einstein College of Medicine of Yeshiva University, Bronx, New York

Patricia Woodward, M.A.T.
Secretary, National Education Alliance for Borderline Personality Disorder, Rye, New York

Mary C. Zanarini, Ed.D.
Associate Professor of Psychology and Director, Laboratory for the Study of Adult Development, Harvard Medical School, Boston, Massachusetts

執筆者一覧

C. Christian Beels, M.D., M.S.
Former Director, Public Psychiatry Fellowship, New York State Psychiatric Institute, New York, New York

Donna S. Bender, Ph.D.
Assistant Clinical Professor of Medical Psychology in Psychiatry, Columbia University College of Physicians and Surgeons; Research Scientist, Department of Personality Studies, New York State Psychiatric Institute, New York, New York

Jennifer L. Boulanger, B.A.
Doctoral student, Department of Psychology, University of Nevada, Reno, Nevada

Beth S. Brodsky, Ph.D.
Research Scientist, Department of Neuroscience, New York State Psychiatric Institute; Department of Psychiatry, Columbia University College of Physicians and Surgeons, New York, New York

Alan E. Fruzzetti, Ph.D.
Associate Professor of Psychology; Director, Dialectical Behavior Therapy and Research Program, University of Nevada, Reno, Nevada

John G. Gunderson, M.D.
Director, Center for Treatment and Research on Borderline Personality Disorder, McLean Hospital, Belmont, Massachusetts; Professor in Psychiatry, Harvard Medical School, Boston, Massachusetts

Perry D. Hoffman, Ph.D.
President, National Education Alliance for Borderline Personality Disorder; Research Associate, Weill Medical College, Cornell University, New York, New York

Harriet P. Lefley, Ph.D.
Professor of Psychiatry and Behavioral Sciences, University of Miar School of Medicine, Miami, Florida

訳者略歴

林　直樹（はやし　なおき）

1955年　東京に生まれる

1980年　東京大学医学部卒業

東京大学附属病院分院神経科，都立松沢病院精神科，東京都精神医学総合研究所勤務を経て，現在，都立松沢病院精神科部長，東京医科歯科大学医学部臨床教授，東京都精神医学総合研究所客員研究員

専門は精神医学。主な研究テーマは精神病理学，精神療法

《主な著書》『境界例の精神病理と精神療法』1990年，『人格障害の臨床評価と治療』2002年，他

佐藤美奈子（さとう　みなこ）

1969年　愛知県に生まれる

1992年　名古屋大学文学部文学科卒業

現在　翻訳家。その傍ら，英語の学習参考書，問題集を執筆

《主な訳書》『わかれからの再出発』『(増補改訂第2版) いやな気分よ，さようなら』『私は病気ではない』『みんなで学ぶアスペルガー症候群と高機能自閉症』『虹の架け橋』『食も心もマインドフルに』(共訳，星和書店)

境界性パーソナリティ障害最新ガイド

2006年10月30日　初版第1刷発行

訳　者　林　直樹　佐藤美奈子
発行者　石澤雄司
発行所　株式会社 星和書店
東京都杉並区上高井戸1-2-5　〒168-0074
電話　03(3329)0031（営業部）／03(3329)0033（編集部）
FAX　03(5374)7186

　Printed in Japan　ISBN4-7911-0615-6